妇科效率手册

主　编： 朱　兰　沈

郎景和

副主编： 邓　姗

编　委（按姓氏笔画排序）

马　丽　王　阳　王　涛　邓　姗　任　常

汤萍萍　孙　崟　李　雷　陈　蓉　罗　敏

周　莹　赵　峻　胡惠英　钟逸锋　俞　梅

顾　宇　彭　澎　滕莉荣

中国协和医科大学出版社

图书在版编目（CIP）数据

妇科效率手册/朱兰，沈铿，郎景和主编. —北京：中国协和医科大学出版社，2011.1

ISBN 978-7-81136-473-6

Ⅰ. ①妇…　Ⅱ. ①朱…　②沈…　③郎…　Ⅲ. ①妇科病-诊疗-手册　Ⅳ. ①R711-62

中国版本图书馆 CIP 数据核字（2011）第 001084 号

妇科效率手册

主　　编：朱　兰　沈　铿　郎景和
责任编辑：吴桂梅　李培丽

出版发行：中国协和医科大学出版社
（北京东单北大街 69 号　邮编 100005　电话 65260378）
网　　址：www.pumcp.com
经　　销：新华书店总店北京发行所
印　　刷：北京佳艺恒彩印刷有限公司

开　　本：787×960　1/32 开
印　　张：8.875
字　　数：180 千字
版　　次：2011 年 4 月第一版　2013 年 1 月第二次印刷
印　　数：3 001—6 000
定　　价：20.00 元

ISBN 978-7-81136-473-6/R·473

（凡购本书，如有缺页、倒页、脱页及其他质量问题，由本社发行部调换）

前　言

科学发展、技术进步；文献似海、书著如林。虽有夸父追日之志，难免望洋兴叹之慨！

妇科临床千头万绪，诊断治疗日新月异。纵有教科书、专著、杂志，或路径、规范、指南，有时也难解燃眉之急，或信手可得之助。由此，本手册之付梓可谓应运而生。

作为效率手册，我们的宗旨就是能把妇科常见问题或疾病的诊断、治疗做到：便捷可行、确切可靠。有极强的实用性，易于查阅，简于施行。或者给青年医师一个临床诊治路径，提示提醒，有个记性；补漏补缺，留个注解。逐渐达到应知应会，能说能干，并形成自己的经验，成熟老到。

为此，我们尽量编撰的简明扼要、提纲挈领；流程指线、文图并茂。章节的选择和布局基本全面，但不求面面俱到；基本系统，但不求条条深入。更全面、系统、深入的内容，读者可以查阅其他参考书，也许对照揣摩，更有相得益彰之妙。

作者都是我们的青年医师，有博士、主治医师或副教授，便于与青年读者交流；又有资深教授辅佐掌控，以保证质量。以北京协和医院的常规工作为主，又旁征博引，撷采众长，避免一家之言。

只是初衷，恐难如期，望乞批评。

为效率计，就此打住，是为赘言。

编　者

二〇一一年春

目　录

第一章　妇科基础

第一节　女性生殖器官的发育

1．性未分化阶段（胚胎6～7周前）。

2．性分化阶段（胚胎12周后）——性分化取决于睾丸决定因子和雄激素

（1）性腺分化：Y染色体短臂IAIA区的Y基因决定区（sex determining region Y gene，SRY）编码的睾丸决定因子（testis-determining factor，TDF）使原始性腺发育为睾丸；如胚胎不含Y染色体，原始性腺则发育为卵巢。

（2）内生殖器衍变：衍变为睾丸的支持细胞分泌副中肾管抑制因子（mullerian inhibiting factor，MIF），使副中肾管退化，同时启动睾丸间质细胞分泌睾酮，作用于中肾管分化为男性内生殖器；若无MIF，中肾管退化，副中肾管分化为女性生殖器。

（3）外生殖器发育：睾丸分泌的雄激素使生殖结节分化为男性外生殖器；无睾酮作用，则发育为女性外阴。

第二节　女性生殖器官解剖

1．内生殖器官（图1-1）

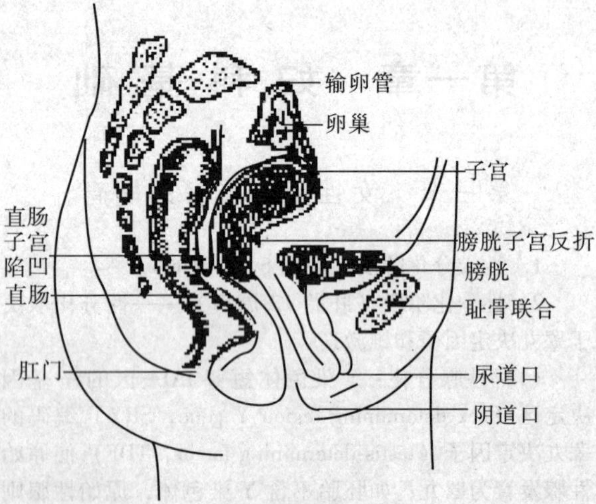

（1）矢状断面观

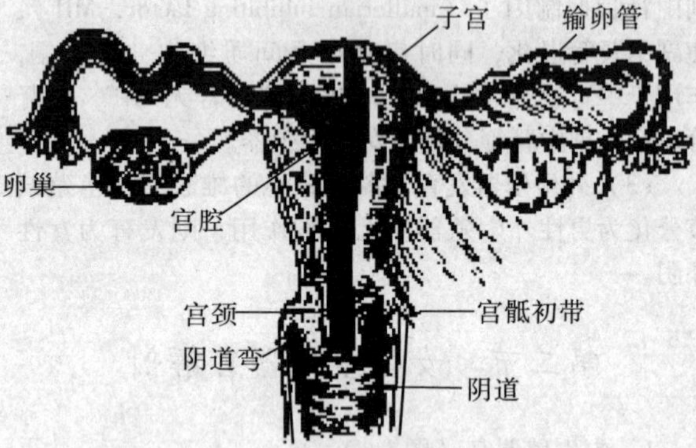

（2）后面观

图 1-1　女性内生殖器

（1）阴道

➢ 前壁长 7～9cm，与膀胱和尿道相邻；后壁长 10～12cm，与直肠贴近；

➢ 环绕宫颈的阴道穹隆分前、后、左、右 4 部分，其中后穹隆为盆腹腔最低部位，临床可在此穿刺或引流；

➢ 阴道黏膜为复层鳞状上皮，无腺体；阴道肌层系“内环外纵”的平滑肌；

➢ 阴道壁富于静脉丛，受伤后易出血或形成血肿。

（2）子宫（图 1-2）

➢ 长 7～8cm，宽 4～5cm，厚 2～3cm，空腔容量约 5ml；

➢ 子宫浆膜层分别在宫体前、后方形成膀胱子宫陷凹和直肠子宫陷凹（Douglas 窝）；

➢ 肌层排列——内环外纵中交叉；

➢ 内膜分功能层（致密层＋海绵层）和基底层，前者随激素变化发生周期性脱落，基底层则对激素不敏感；

➢ 宫颈解剖学内口：宫颈上端与子宫峡部相连处；组织学内口：在解剖学内口稍下方，宫腔内膜转化为宫颈内膜。育龄妇女的宫颈管长 2.5～3cm；

➢ 子宫的 4 对韧带：阔韧带、圆韧带、主韧带和宫骶韧带，使子宫维持在轻度前倾前屈位。

（3）输卵管：长 8～14cm，分为间质部（子宫壁内，约 1cm）、峡部（2～3cm）、壶腹部（5～8cm）和伞部（1～1.5cm）（图 1-3）。

（4）卵巢（图 1-4）

➢ 育龄期妇女卵巢约 4cm×3cm×1cm，重 5～6g；

➢ 卵巢表面无腹膜覆盖，为单层立方上皮的生发上皮。卵巢实质分皮质和髓质两部分，卵泡位于外层的皮质内；

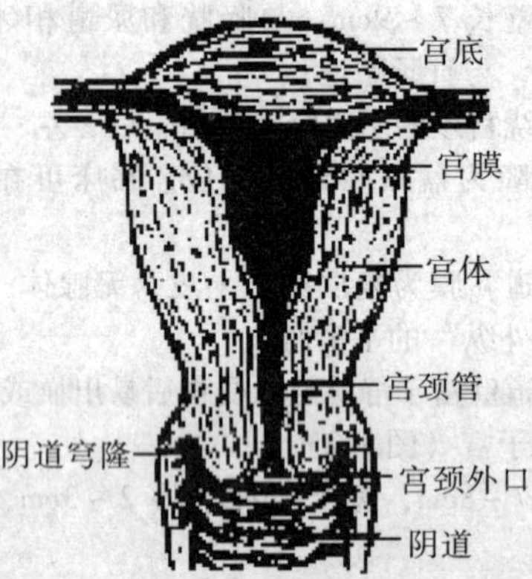

（1）子宫冠状断面

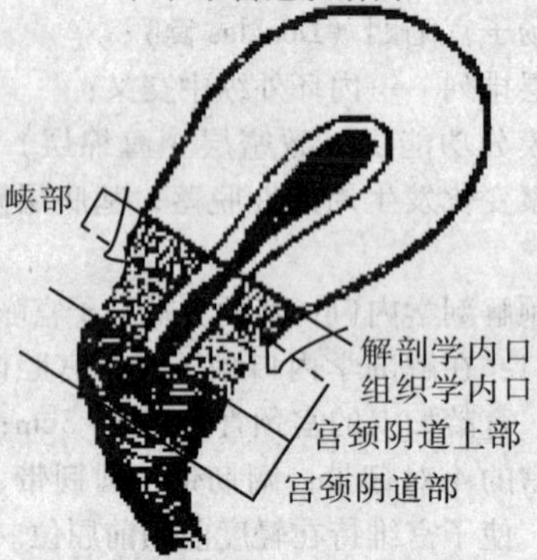

（2）子宫矢状断面

图 1-2　子宫各部

➢ 卵巢的血供主要来自骨盆漏斗韧带内的卵巢动、静脉，部分来自子宫动脉上行支的卵巢支。

2. 外生殖器官　包括阴阜，大、小阴唇，阴蒂和阴道前庭。

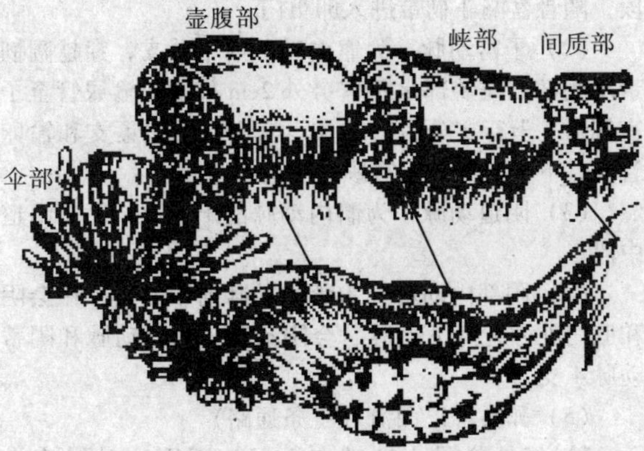

图 1-3　输卵管各部及其横断面

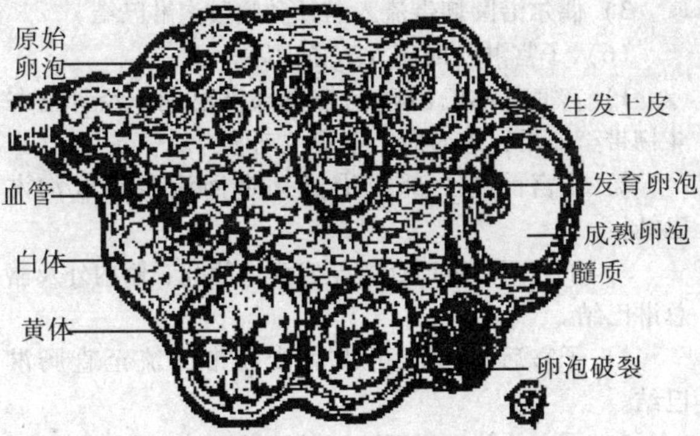

图 1-4　卵巢的构造（切面）

3．血管及淋巴

（1）卵巢动脉：自腹主动脉分出（左侧可来自左

肾动脉），沿腰大肌下行，跨越输尿管和髂总动脉下段，随骨盆漏斗韧带进入卵巢门。

（2）子宫动脉：为髂内动脉前干分支，穿越阔韧带基底部，在峡部水平宫旁外 2cm 处横跨输尿管至子宫侧缘。上行支分为宫体支、宫底支、卵巢支和输卵管支；下行支分布于宫颈和阴道上段。

（3）阴道动脉：为髂内动脉前干分支，供应阴道中段。

（4）阴部内动脉：为髂内动脉前干终支，在会阴和肛门处分为痔下动脉、会阴动脉、阴唇动脉和阴蒂动脉 4 支。

（5）卵巢淋巴回流（三条通路）

1）经骨盆漏斗韧带向上回流至腹主动脉旁淋巴结。

2）沿卵巢门淋巴管达髂内、髂外，进而到达髂总和腹主动脉旁淋巴结。

3）偶尔沿圆韧带流入髂外和腹股沟淋巴结。

（6）子宫淋巴回流（五条通路）

1）宫底部淋巴沿阔韧带上部淋巴网、经骨盆漏斗韧带至卵巢，进而向上至腹主动脉旁。

2）子宫前壁上部或沿圆韧带回流至腹股沟淋巴结。

3）子宫下段淋巴回流至宫旁、闭孔、髂内外及髂总淋巴结。

4）子宫后壁淋巴可沿宫骶韧带回流至直肠淋巴结。

5）子宫前壁也可回流至膀胱淋巴结。

（7）宫颈淋巴回流：主要沿宫旁、闭孔、髂内、髂外及髂总，后回流至腹主动脉旁和/或骶前淋巴结。

（8）阴道淋巴回流：上段同宫颈，下段同外阴。

（9）外阴淋巴回流：回流至腹股沟浅淋巴结，后经腹股沟深淋巴结汇入闭孔、髂内等淋巴结。

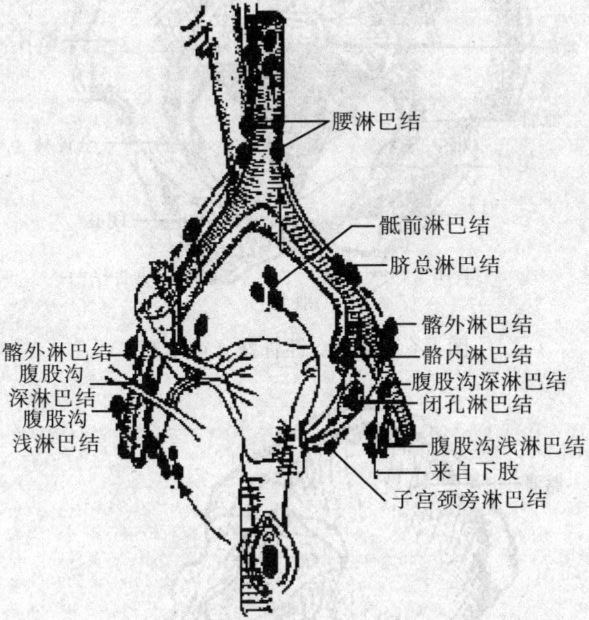

图 1-5　女性生殖器淋巴流向

4. 骨盆（图 1-6、图 1-7）

由骶骨、尾骨和髋骨（又由髂骨、坐骨和耻骨融合而成）。

两对重要的韧带：骶结节韧带、骶棘韧带（判断中骨盆狭窄的重要指标）。

骨盆形状按 Callwell 与 Moloy 分类分为女型、扁平型、类人猿型和男型 4 种。

5. 盆底解剖

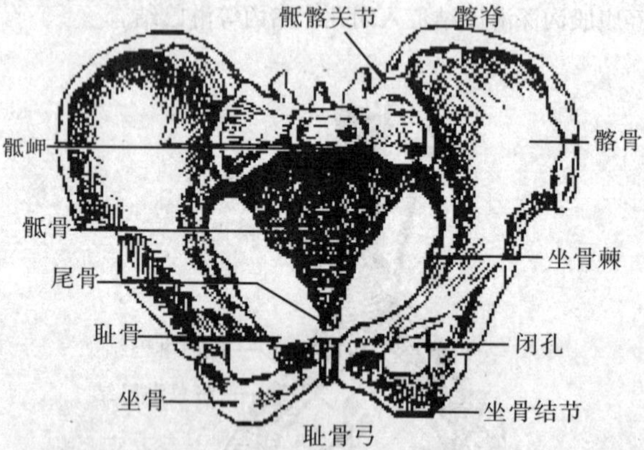

图 1-6　正常女性骨盆（前上观）

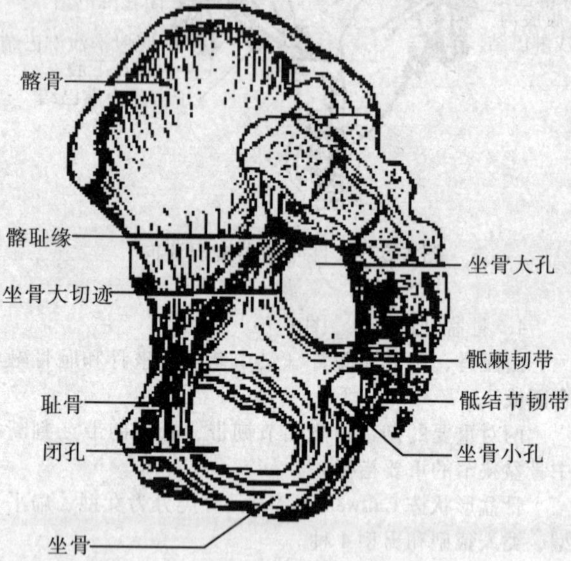

图 1-7　骨盆的分界及韧带（侧面观）

（1）外层：球海绵体肌＋坐骨海绵体肌＋会阴浅横肌＋肛门外括约肌。

（2）中层：即泌尿生殖膈，内含会阴深横肌和尿道括约肌。

（3）内层：即盆膈，由肛提肌（由前向后外由耻尾肌、髂尾肌和坐尾肌组成）及其上下两层筋膜组成。

第三节 女性生殖生理

1．月经周期调节　女性生殖生理的重要特征是卵巢周期性排卵和支持生殖的激素呈周期性变化，依赖于下丘脑－垂体－卵巢（Hypothalamus-pituitary-ovary，H-P-O）内分泌调节轴（图1-8）。

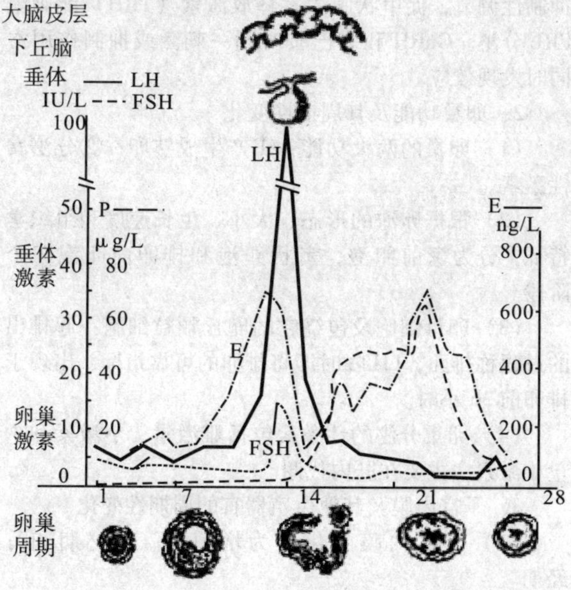

图1-8　下丘脑－垂体－卵巢轴在月经周期中的变化

(1) 下丘脑：弓状核神经细胞合成并脉冲式（间隔60～120分钟）分泌促性腺激素释放激素（gonadotropin-releasing hormone，GnRH），直接通过下丘脑-垂体门脉循环输送到腺垂体，受垂体和卵巢激素的负反馈调节。

(2) 腺垂体：分泌促性腺激素［包括卵泡刺激素（follicle stimulating hormone，FSH）和黄体生成素（luteinizing hormone，LH）］和催乳素（prolactin，PRL）。

1）FSH、LH 和人类促甲状腺激素（TSH）、人绒毛膜促性腺激素（HCG）均属于糖蛋白激素，α 亚单位的氨基酸序列基本相同，免疫反应也基本相同，特异性存在于 β 亚单位。

2）PRL 主要受下丘脑释放入门脉循环的多巴胺抑制性调节，促甲状腺激素释放激素（TRH）能刺激 PRL 分泌。GnRH 和多巴胺对同一刺激或抑制作用常同时发现效应。

2. 卵巢功能及其周期性变化

(1) 卵巢的两大功能：①产生成熟卵；②分泌女性激素。

(2) 根据卵泡的形态、大小、生长速度和组织学特征，分为窦前卵泡、窦状卵泡和排卵前卵泡三个阶段。

(3) 卵母细胞及包绕它的卵丘颗粒细胞一起排出的过程称排卵，LH 峰时即将排卵的可靠指标，出现于排卵前36小时。

(4) 卵巢分泌的性激素包括雌激素、孕激素和少量雄激素，主要在肝内代谢。

3. 子宫内膜及其他生殖器官的周期性变化

(1) 子宫内膜变化分为增殖期、分泌期和月经期。

(2) 阴道黏膜的周期性变化以上段为最明显，临床可借助阴道脱落细胞了解雌激素水平和有无排卵。

（3）宫颈黏液在增殖期为羊齿状，排卵期最明显，分泌期则变为椭圆体。

（4）输卵管：雌激素促进输卵管节律性收缩，孕激素则抑制收缩幅度，减少黏液分泌。

（5）乳房：雌激素促进腺管增生，孕激素促进小叶和腺泡生长。

4. 与女性生殖系统密切相关的其他内分泌腺和激素

（1）甲状腺：甲状腺功能减低在青春期前可导致卵泡发育停滞、性器官萎缩、月经初潮延迟等；青春期后则与月经过少、稀发、甚至闭经，生殖功能受抑。与不孕、自然流产和畸胎相关。甲状腺功能亢进亦和功能性子宫出血相关。

（2）肾上腺：是除卵巢外合成并分泌类固醇激素最重要的器官，包括糖皮质激素、盐皮质激素和性激素，其分泌的雄激素是女性体内雄激素的主要来源。

（3）胰腺：胰岛素不仅参与糖代谢，而且对卵巢功能正常运转起重要作用。糖尿病患者常伴有卵巢功能低下，高胰岛素血症可进一步引起高雄激素血症，导致月经失调。

（4）前列腺素：对下丘脑－垂体功能和卵巢、子宫和输卵管都有重要调节作用。

5. 性激素生理功能

（1）雌激素：促进女性生殖器官发育；促进乳腺腺管增生；促进水钠潴留；促进肝内多种蛋白质合成；改善血脂成分；维持和促进骨基质代谢等。

（2）孕激素：与雌激素协同，促进女性生殖器官和乳房发育，为妊娠做准备。相对雌激素的拮抗作用，表现在子宫收缩、输卵管蠕动、宫颈黏液变化、阴道上皮细胞角化和脱落以及水钠潴留与排泄等方面。

（3）雄激素：促进青春期性毛生长，阴蒂和阴唇发育；减缓子宫内膜增殖；调节机体代谢；与性欲相关。

（邓　姗）

第一章

第二章　常见症状和体征的鉴别诊断

第一节　阴道出血

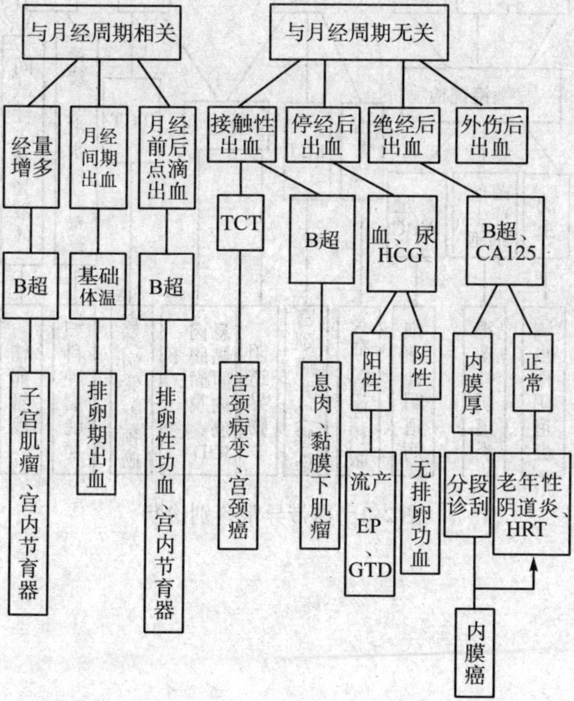

图 2-1　阴道出血鉴别诊断

第二章

第二节　白带异常

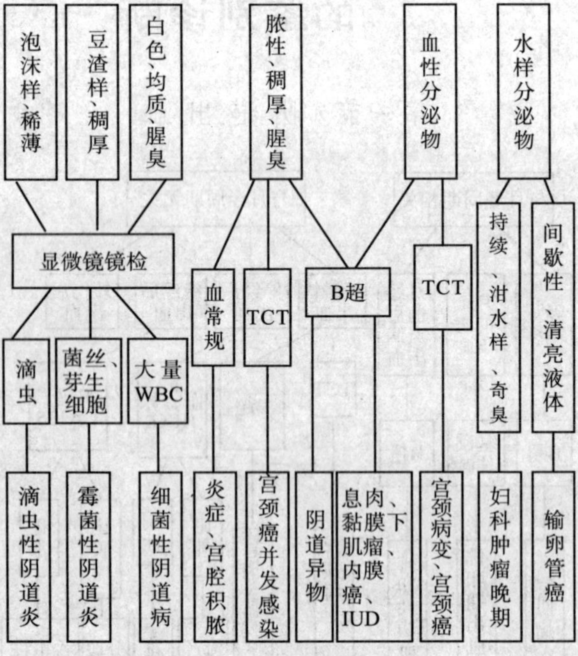

图 2-2　白带异常鉴别诊断

第三节　下腹部包块

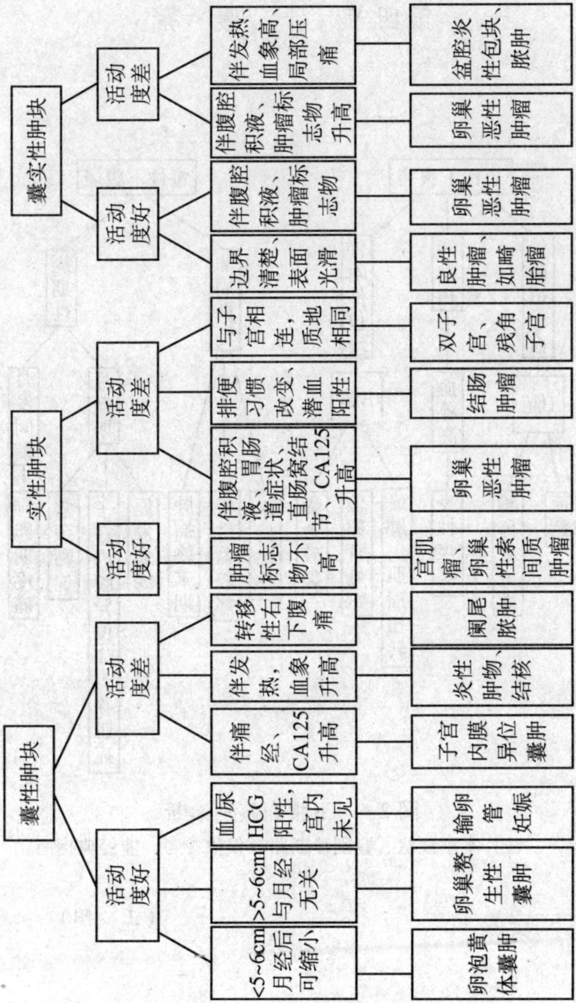

图2-3　下腹部包块鉴别诊断

第四节　下　腹　痛

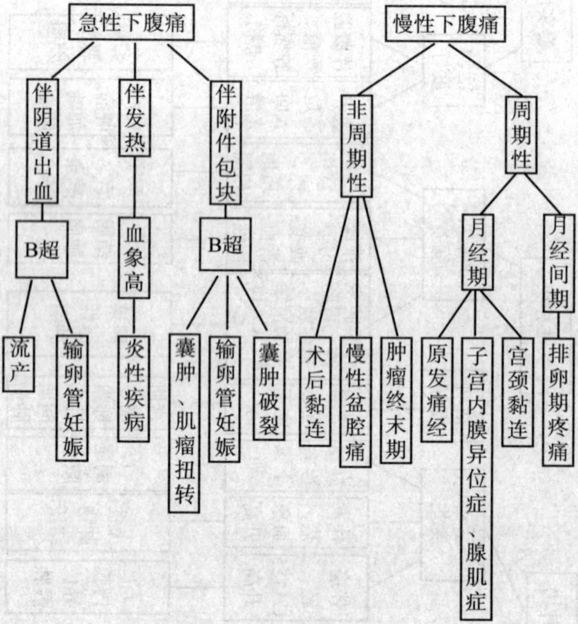

图 2-4　下腹痛鉴别诊断

注：本章症状、鉴别诊断路径仅供参考，非经典指南

（王　阳）

第三章　常见急症处理

第一节　异位妊娠

表 3-1　异位妊娠药物治疗方案（单剂量 MTX 方案）

天数	检查	方案
第 1 天	β-HCG、血常规、肝肾功能、血型等	甲氨蝶呤 MTX 50mg/m²，im Rh（–），给予抗 D 球蛋白 300mg im
第 4 天	β-HCG	可能轻度上升
第 7 天	β-HCG、血常规、肝肾功能等	下降 <15%，给予再次 MTX 50mg/m²，im 或腹腔镜手术
每周	β-HCG	每周下降 >15% 持续监测，直到 β-HCG <5mIU/ml

- 报道成功率在 60%~90% 之间
- 治疗成功的平均时间大约为 35 天

表 3-2　异位妊娠后续妊娠率

方法	宫内妊娠	宫外妊娠
保守腹腔镜手术	366/647（57%）	87/647（13%）
单次 MTX 治疗	39/64（61%）	5/64（8%）
期待疗法	12/14（86%）	1/14（7%）

第三章

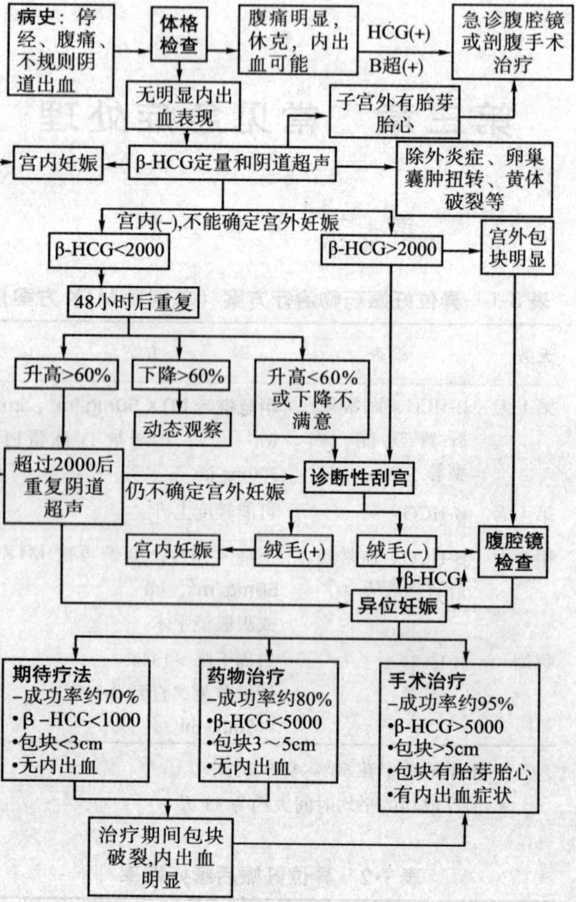

图 3-1　异位妊娠诊断、治疗流程

β-HCG 单位：mIU/ml 或 IU/L;

- 正常宫内妊娠时，β-HCG 在 48 小时后上升 >53%；
- 月经刚过期时，β-HCG 约 100mIU/ml;
- 孕 10 周达峰值，β-HCG 约 10 万 mIU/ml;

第二节 流　产

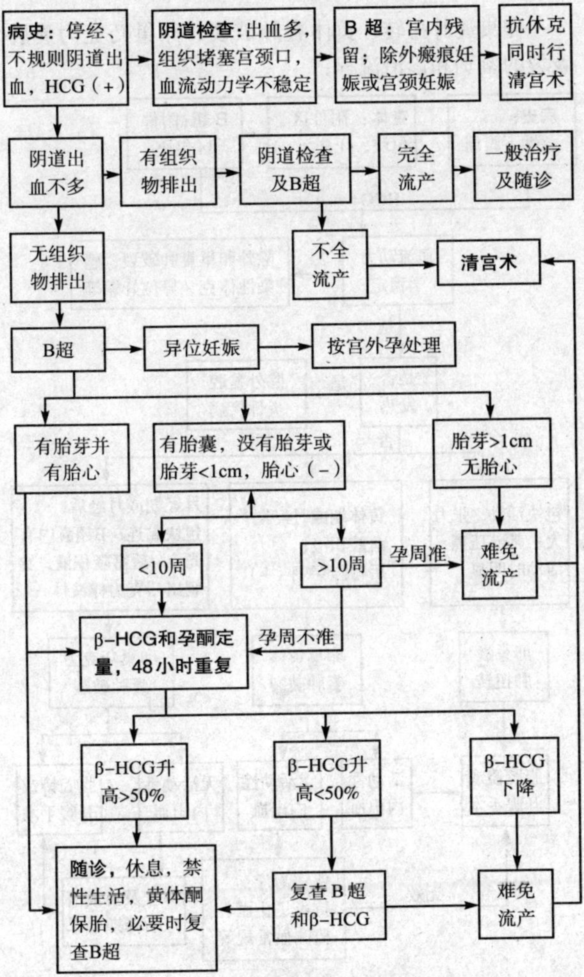

图 3-2　流产诊断、治疗流程

第三节　卵巢囊肿

卵巢囊肿扭转、黄体囊肿破裂、卵巢巧克力囊肿破裂的鉴别和诊治流程：

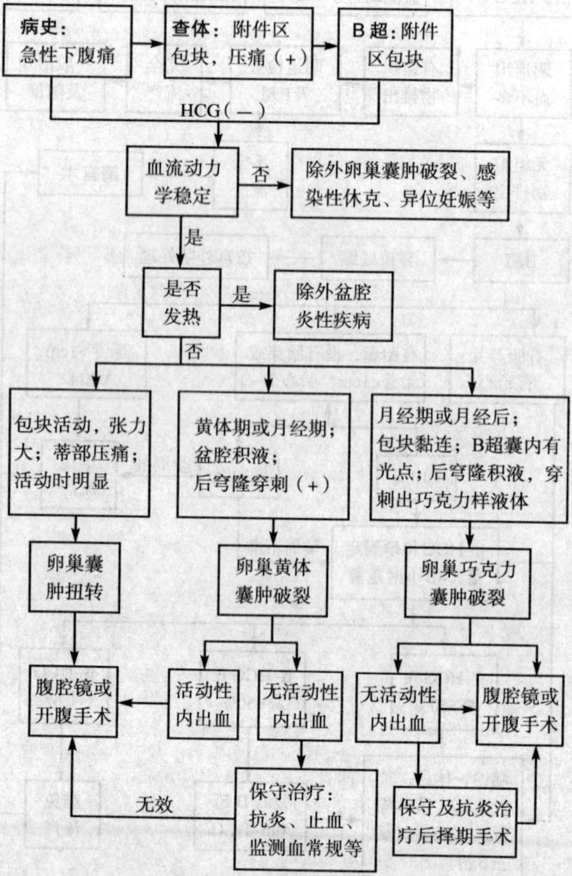

图 3-3　卵巢囊肿鉴别及诊断、治疗流程

第四节 急性盆腔炎

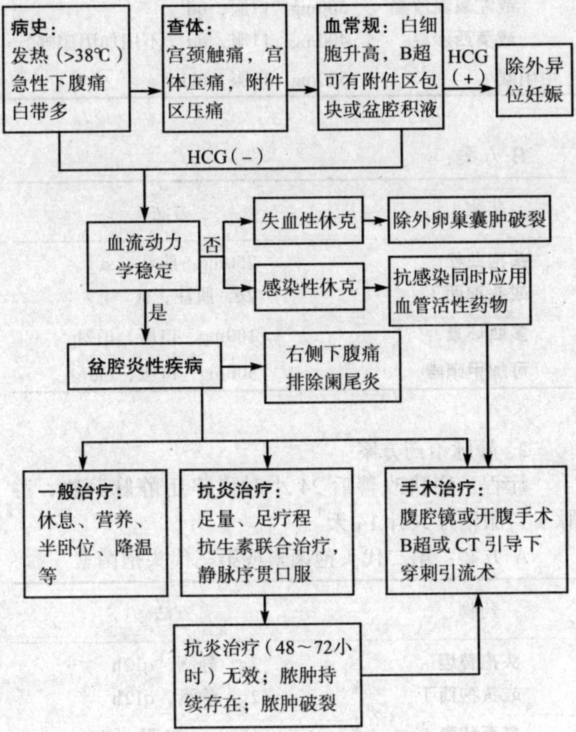

图 3-4 急性盆腔炎诊断、治疗流程

抗感染治疗指南（引自中华医学会妇产科感染协作组）

1. 非静脉给药方案

疗程：14 天。

A 方案：

药物	方法
氧氟沙星	400mg，口服，bid
或左氧氟沙星	500mg，口服，qd
或莫西沙星	400mg，口服，qd（不用加甲硝唑）
甲硝唑	500mg，口服，bid

B 方案：

药物	方法
头孢曲松	250mg，肌注，st
或头孢西丁	2g，肌注，st
多西环素	100mg，口服，q12h
可加甲硝唑	500mg，口服，bid

2. 静脉给药方案

疗程：症状改善后 24 小时可停用静脉药物，静脉 + 口服治疗共计 14 天。

A 方案：第二代头孢菌素或第三代头孢菌素

药物	方法
头孢替坦	2g，静滴，q12h
或头孢西丁	2g，静滴，q12h
多西环素	100mg，口服，q12h

B 方案：克林霉素与氨基糖苷类药物联合

药物	方法
克林霉素	900mg，静滴，q8h
庆大霉素	负荷剂量（2mg/kg）
	维持剂量（1.5mg/kg），q8h

静脉给药替代方案一：喹诺酮类药物与甲硝唑联合

药物	方法
氧氟沙星	400mg，静滴，q12h
或左氧氟沙星	500mg，静滴，qd
或莫西沙星	400mg，静滴，qd（不用加甲硝唑）
甲硝唑	500mg，静滴，q8h

静脉给药替代方案二：青霉素类药物

药物	方法
氨苄西林/舒巴坦	3g，静滴，q6h
多西环素	100mg，口服，q12h

第五节　女性外生殖器损伤

表 3-3　会阴裂伤分度

Ⅰ度：	会阴部皮肤及阴道口黏膜撕裂，出血不多
Ⅱ度：	裂伤已达会阴体筋膜及肌层，累及阴道后壁黏膜，向阴道后壁两侧沟延伸并向上撕裂，解剖结构不易辨认，出血较多
Ⅲ度：	裂伤向会阴深部扩展，肛门外括约肌已断裂，直肠黏膜尚完整
Ⅳ度：	肛门、直肠和阴道完全贯通，直肠腔外露，组织损伤严重，出血可不多

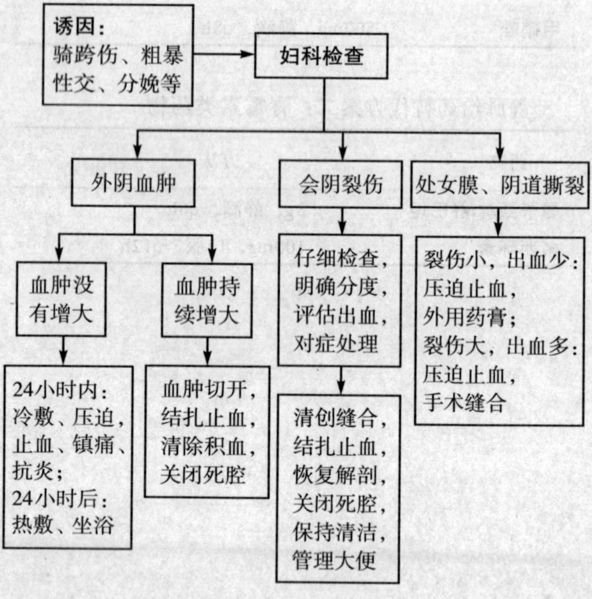

图 3-5　女性外生殖器损伤诊断、治疗流程

第六节　异常大量阴道出血

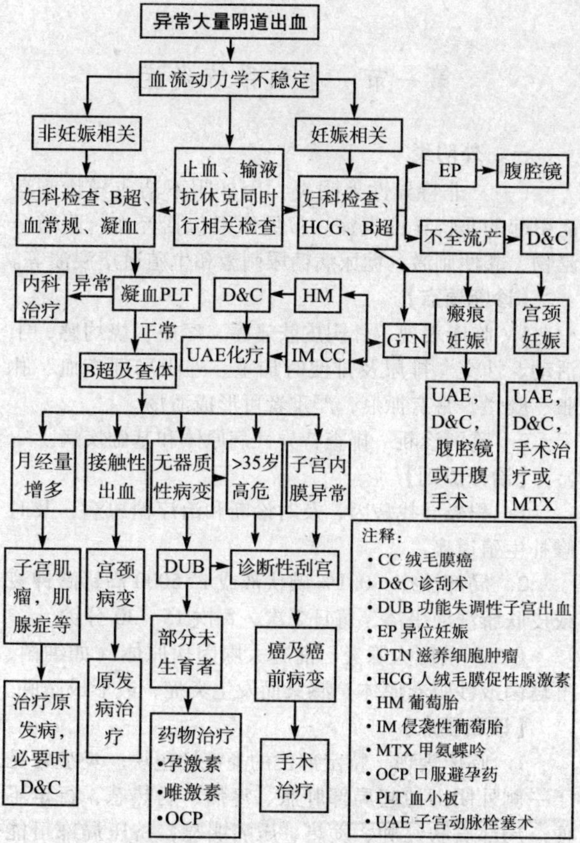

图 3-6　异常大量阴道出血诊断、治疗流程

第四章　妇科常见疾病

第一节　生殖系统炎症

一、外阴炎

（一）非特异性外阴炎　因外阴不洁或异物刺激而引起的非特异性炎症。常见原因包括经血、阴道分泌物、粪便刺激；糖尿病糖尿刺激和生殖道瘘浸渍等。

【诊断要点】

1. 临床表现　外阴皮肤瘙痒、疼痛、烧灼感，于活动、性交、排尿及排便时加重。外阴局部充血、肿胀、糜烂，常有抓痕，严重者可形成溃疡。

2. 鉴别诊断　排查特异性病原体和基础疾病。

【治疗原则】

1. 积极寻找病因，及时诊断和治疗糖尿病，及时修补生殖道瘘。

2. 局部治疗　0.1%碘伏液或1:5000高锰酸钾液或皮肤康洗液坐浴，每日2次，每次15～30分钟。

（二）前庭大腺炎　前庭大腺因病原体（如细菌、淋球菌或沙眼衣原体）感染而发生炎症，或形成脓肿。

【诊断要点】

1. 临床表现　特定部位的炎症性包块。炎症常见于一侧外阴，初起局部肿胀、疼痛、灼热感，行走不便。局部皮肤红肿、发热、压痛明显，挤压局部可能有脓性分泌物流出。脓肿形成时，疼痛加重，局部包块有波动感，可触及腹股沟淋巴结肿大，伴有发热等全身症状。

2. 鉴别诊断　前庭大腺囊肿（详见下文）。

【治疗原则】

1. 急性炎症发作期，卧床休息，局部保持清洁。

2. 取前庭大腺开口处分泌物做细菌培养，确定病原体，针对性选择抗生素。

3. 形成脓肿后可行袋形切开造口术，局部换药。

（三）前庭大腺囊肿　前庭大腺管因炎症或损伤阻塞，其分泌物引流不畅积聚而成囊肿。多见于前庭大腺脓肿消退后和会阴侧切分娩后。

【诊断要点】　大小不等，可持续数年不变。小且无感染者可无自觉症状，囊肿大者可有外阴坠胀感或性交不适。

【治疗原则】　前庭大腺袋形切开造口术。

二、阴道炎

（一）滴虫性阴道炎　由阴道毛滴虫感染引起的阴道炎。毛滴虫可经性交直接传播，也可经公共浴池、浴具、游泳池、坐便器、污染的衣物和器械等传播。

【诊断要点】

1. 临床表现　阴道分泌物增加及外阴瘙痒，分泌物特点为稀薄脓性、黄绿色、泡沫状、有臭味。检查可见阴道黏膜充血，甚至形成“草莓样”宫颈。

2. 辅助检查　取分泌物用生理盐水悬滴法镜下观察可见波状运动的虫体以及被推移的白细胞，必要时可送培养明确诊断。

【治疗原则】

1. 全身用药　甲硝唑 2.0g 单次口服；或 0.4g bid ×7 天。替硝唑 2.0g 单次口服；或 0.5g bid ×7 天。性伴侣应同时治疗。

2. 局部用药　甲硝唑阴道泡腾片 0.2g qn ×7 天，下次月经干净后可巩固一疗程。

（二）白色念珠菌病（真菌性阴道炎）　由白色

念珠菌引起的一种常见外阴阴道炎，曾被称为念珠菌病或真菌性阴道炎。主要为内源性感染，当机体免疫力下降的情况下，阴道、口腔和肠道的白色念珠菌可相互传染，少数可经性交直接传染。

【诊断要点】

1. 临床表现　外阴瘙痒显著、灼痛，可有抓痕，还可伴有尿频、尿急、尿痛。分泌物特点为白色稠厚呈凝乳或豆渣样。检查可见阴道黏膜充血，水肿。

2. 辅助检查　取分泌物用10% KOH悬滴法镜下观察可以找到假菌丝和芽生细胞，必要时也可送培养明确诊断。

【治疗原则】

1. 消除诱因　积极治疗糖尿病；及时停用长期广谱抗生素、雌激素及皮质激素。

2. 局部用药　达克宁栓（咪康唑）（0.4g×3天或0.2g×7天）；凯妮汀（克霉唑）0.5g单次用药依从性好。

3. 全身用药　氟康唑（大扶康）150mg顿服。

4. 复杂性病例　包括复发、严重、不良宿主病例，可联合全身和局部用药，并延长疗程；妊娠期以局部治疗为主，禁用口服唑类药物；非白色念珠菌病例可参考药敏结果选择药物。

5. 有症状的性伴侣应进行相应检查及治疗，以预防女性重复感染。

（三）细菌性阴道病　阴道内正常菌群失调所致的一种混合感染。多发生在性活跃的妇女。

【诊断要点】

1. 临床表现　10%～40%无临床症状，有症状者主要表现为阴道分泌物增加，有鱼腥臭味，性交后加重，可伴有轻度的外阴瘙痒或烧灼感。分泌物呈灰白色，匀质、稀薄，阴道壁无充血表现。

2. 诊断标准（4 项中满足 3 项即成立） ①匀质、稀薄、白色的阴道分泌物；②阴道 pH 值 >4.5；③胺臭味试验阳性；④线索细胞阳性。

【治疗原则】

1. 口服药物 首选甲硝唑 0.4g bid ~ tid ×7 天；或克林霉素 0.3g bid ×7 天。

2. 局部药物 甲硝唑阴道泡腾片 0.2g qn 7 ~ 14 天。

（四）老年性阴道炎 绝经后因阴道局部抵抗力低下，致病菌感染所致的阴道炎症，严重时可引起阴道狭窄甚至闭锁。

【诊断要点】

1. 临床表现 主要症状为阴道分泌物增多及外阴瘙痒、灼热感。阴道分泌物稀薄，呈淡黄色，严重者呈脓血性白带。阴道黏膜萎缩、菲薄，皱襞消失，上皮变平滑。阴道黏膜充血，有小出血点，有时可见浅表溃疡。

2. 鉴别诊断 结合年龄和临床表现，除外特异性病原即可诊断。

【治疗原则】

1. 抑制细菌生长 甲硝唑阴道泡腾片 0.2g qn 7 ~ 10 天。

2. 增加阴道抵抗力 局部雌激素软膏；可宝净或更宝芬阴道上药。

（五）婴幼儿外阴阴道炎 常见于 5 岁以下幼女，多与外阴炎并存。

【诊断要点】

1. 临床表现 患者为婴幼儿，主要症状为阴道分泌物增多，呈脓性，患儿哭闹、烦躁，用手搔抓外阴。小阴唇可粘连，影响排尿。

2. 辅助检查 用细棉拭子或吸管取阴道分泌物找

病原体，必要时细菌培养。

【治疗原则】

1. 保持外阴清洁、干燥，减少摩擦。

2. 局部用抗生素，必要时可用吸管滴入阴道。

3. 对因治疗　有蛲虫者驱虫；有异物者及时取出。

三、宫颈炎

（一）急性宫颈炎　病原体感染宫颈引起的急性炎症，生育期妇女多见。主要是性传播疾病的病原体淋球菌及沙眼衣原体所致。葡萄球菌、链球菌、肠球菌引起的急性宫颈炎较少见，主要见于感染性流产、产褥期感染、宫颈损伤或阴道异物并发感染。

【诊断要点】

1. 临床表现　主要表现为阴道分泌物增多，呈黏液脓性，刺激外阴瘙痒、灼热感。宫颈充血、水肿，黏膜外翻，有脓性分泌物从宫颈管流出，宫颈触痛，触之易出血。若淋球菌感染，常同时累及尿道、尿道旁腺和前庭大腺。

2. 辅助检查　取宫颈分泌物涂片做革兰染色，平均每个油镜视野有 10 个以上或每高倍视野有 30 个以上中性粒细胞，即可诊断黏液脓性宫颈炎（mucopurulent cervicitis，MPS）。

【治疗原则】　针对病原体，单纯急性淋菌性宫颈炎常用大剂量、单次抗菌药治疗，药物包括第三代头孢菌素、喹诺酮类及大观霉素。针对衣原体可使用四环素类、红霉素类及喹诺酮类。

（二）慢性宫颈炎　多由急性宫颈炎未治疗或治疗不彻底，病原体隐藏于宫颈黏膜形成慢性炎症，多见于分娩、流产或手术损伤宫颈后，病原体主要为葡萄球菌、链球菌、大肠杆菌及厌氧菌。病理分为宫颈糜烂、宫颈息肉、宫颈黏膜炎、宫颈腺囊肿和宫颈肥大5种类型。

【临床表现】

1. 临床表现　主要表现为阴道分泌物增多，呈乳白色黏液状，或黄色脓性，可因不利于精子通过而造成不孕；息肉形成时可有血性分泌物和性交后出血；炎症沿宫骶韧带扩散至盆腔，可导致腰骶疼痛和下腹坠等。妇科检查可见宫颈不同程度糜烂、肥大、充血、水肿等，另可见息肉、裂伤及宫颈腺囊肿等。

2. 辅助检查　TCT和HC2除外宫颈癌前病变。

3. 鉴别诊断　宫颈癌和宫颈结核等。

【治疗原则】　以局部治疗为主。

1. 物理治疗（包括激光、冷冻、红外线凝结、微波等）是治疗宫颈糜烂最常用的有效方法，有引起术后出血、宫颈管狭窄、不孕、感染的可能，多用于经产的患者。局部药物治疗适用于糜烂面小和炎症浸润较浅的病例。

2. 宫颈息肉行摘除术，常规送病理。

3. 宫颈管黏膜炎需全身用药，可结合宫颈分泌物细菌培养+药敏实验选择用药。

4. 大的宫颈腺囊肿，或合并感染，可采用激光或微波治疗。

四、盆腔炎性疾病

盆腔炎性疾病（pelvic inflammatory disease，PID）指女性上生殖道及周围组织的炎症，主要包括子宫内膜炎、输卵管炎、输卵管卵巢脓肿、盆腔腹膜炎，最常见是输卵管炎。引起PID的病原体有内源性和外源性两种来源，主要包括需氧菌及兼性厌氧菌，厌氧菌和性传播疾病病原体。病原体可沿生殖道黏膜上行蔓延，是非妊娠期、非产褥期盆腔炎的主要感染途径；经淋巴系统蔓延时产褥感染、流产后感染的主要途径；结核菌感染主要经血循环传播；腹腔内其他脏器感染也可直接蔓延至生殖器官。

PID的高危因素包括宫腔操作、性生活活跃、性卫生不良和下生殖道感染等。

【诊断要点】

1. 临床表现　因炎症轻重及范围大小而不同。常见症状为下腹痛、发热和阴道分泌物增加（表4-1）。

表4-1　PID的诊断标准（2002年美国CDC诊断标准）

基本标准
宫体压痛、附件区压痛或
宫颈触痛
附加标准
体温超过38.3℃（口表）
宫颈或阴道异常黏液脓性分泌物
阴道分泌物生理盐水涂片见到白细胞
实验室证实的宫颈淋球菌或衣原体阳性
红细胞沉降率升高
C-反应蛋白升高
特异标准
子宫内膜活检证实为子宫内膜炎
阴道超声或MRI显示充满液体的增粗输卵管，伴或不伴有盆腔积液、输卵管卵巢肿块
腹腔镜检查发现输卵管炎

2. 鉴别诊断　急性盆腔炎应注意与急性阑尾炎、输卵管妊娠流产或破裂、卵巢囊肿蒂扭转或破裂等急腹症相鉴别。

【治疗原则】

及时、足量、正确地使用抗生素治疗，改善症状和体征，减少后遗症（不孕、异位妊娠、慢性盆腔痛、盆腔炎反复发作）。根据药敏选用抗生素更为合理，但初始的经验型用药亦不可迟疑。给药途径以静脉滴注收效快，常用配伍方案包括第二、或三代头孢菌素（西力欣、头孢拉定、罗氏芬、舒普深）或喹诺酮类（利复星、可乐必妥、拜复乐）配伍抗厌氧菌的甲硝唑（拜复乐除外）。

对于抗生素治疗不满意的输卵管卵巢脓肿或盆腔脓肿，表现为抗生素治疗48～72小时体温持续不降，中毒症状加重或包块增大者，白细胞数持续升高；或脓肿持续存在；或脓肿破裂，需行手术治疗。根据病变范围、患者年龄、一般情况等全面考虑术式的选择，原则以切除病灶为主。

五、生殖器结核

结核分枝杆菌引起的女性生殖器炎症称为生殖器结核，又称结核性盆腔炎。多见于20～40岁妇女，因耐药结核、艾滋病的增加以及对结核病控制的松懈，近年来的发病率有升高趋势。生殖器结核是全身结核的表现之一，常继发于其他部位结核，其潜伏期可长达1～10年，多数患者在发现生殖器结核时，原发病灶已痊愈。10%的肺结核患者伴有生殖器结核。

在女性生殖器结核中，输卵管结核占90%～100%，双侧者居多；子宫内膜结核占50%～80%（约半数合并有输卵管结核）；卵巢结核占20%～30%；宫颈结核占5%～15%；腹膜结核分为渗出型和粘连型，易形成瘘管。

【诊断要点】

1. 临床表现　多数患者因不孕而就诊，还可表现为月经失调、下腹坠痛等，结核活动期，可有发热、盗汗、乏力、食欲不振、体重减轻等全身症状。腹膜结核病变程度重者，腹部触诊可有柔韧感或腹腔积液征。妇科检查子宫、附件区的粘连、包块为典型表现。结合详细的病史询问，提高生殖器结核诊断的警惕性，恰当的采用辅助检查手段有助于确诊。

2. 辅助检查

(1) 内膜活检：是诊断子宫内膜结核最可靠的依据，应选在经前 1 周或月经来潮 6 小时内取材，注意刮取宫角部位内膜。

(2) 子宫输卵管碘油造影：对于典型病例可显示宫腔变形、串珠状输卵管、钙化灶、造影剂入静脉丛等征象。

(3) 腹腔镜检查：可直接观察盆腹腔病变并取材，但因粘连造成副损伤的风险较大。

(4) 结核菌素试验和结核杆菌分离等也有助于诊断。

【治疗原则】

1. 抗结核药物治疗　这是主要措施。药物治疗应遵循早期、联合、规律、适量、全程的原则。目前推行两阶段疗程方案：强化期 2 个月，每日链霉素 (0.75g im qd)、异烟肼 (0.3g po qd)、利福平 (0.45~0.6g po qd)、吡嗪酰胺 (1.5~2.0g，分 3 次口服) 4 药联合，后 4 个月异烟肼配伍利福平。

2. 手术指征　①结核性包块持续存在；②结核性包块药物治疗无效或反复发作者；③形成较大包裹性积液者；④子宫内膜结核内膜广泛破坏，药物治疗无效者。为避免手术时感染扩散及减轻粘连对手术有利，术前应抗结核 1~2 个月。

(邓　姗)

第二节　性传播疾病

一、淋病

淋病是淋球菌引起的泌尿生殖系统的化脓性感染，以排出脓性分泌物为主要特征。淋球菌属革兰阴性双球菌，一般存在于中性粒细胞内呈卵圆形或肾形成对排列。淋球菌以生殖泌尿系统黏膜的柱状上皮与移行上皮为特点，主要通过性交传染，淋病是我国发病率最高的性传播疾病。

【诊断要点】

1．临床表现

（1）多数女性在感染后没有特异性症状。

（2）有症状的患者中宫颈管及宫颈移行区为最早受累部位，早期局限于下生殖道泌尿道，随后因病情发展累及上生殖道主要表现为：

1）黏液脓性宫颈炎，表现为宫颈红肿，接触性出血，宫颈管稀薄脓性分泌物。

2）尿道炎：脓尿或尿道脓性分泌物。

3）盆腔或下腹疼痛提示感染上行至子宫内膜、输卵管、卵巢及腹膜。可伴有发热、恶心、呕吐。感染沿腹膜扩散后可引起肝周围炎症（Fitz-Hugh-Curtis syndrome）。

4）直肠受累多无症状，但如果直肠黏膜受累后常出现肛门疼痛，瘙痒以及异常分泌物。也可出现血便。直肠受累多由肛交引起，在女性也可由邻近器官扩散而致。

2．辅助检查

（1）分泌物涂片检查：取尿道口，阴道，宫颈管内分泌物涂片，可见多形核细胞内革兰阴性双球菌。

（2）分泌物培养：取宫颈管内或尿道口拭子标

本，立即送检。必要时行药敏试验。这是诊断淋病的金标准。

（3）核酸杂交试验（NAAT）：核酸杂交试验适用于宫颈管或尿道口标本，而 NAAT 适用于更广泛的范围，包括宫颈管拭子，阴拭子，尿道口拭子，以及尿液样品。

3. 鉴别诊断　所有患者在进行淋病相关检查时，应同时筛查其他性传播疾病，如衣原体、梅毒以及人类免疫缺陷病毒感染等。

【治疗原则】

1. 注意休息，治疗期间禁性生活，对患者的性伴侣应同时检查及治疗。

2. 淋病患者多同时合并衣原体感染，在治疗时应选用对于衣原体有治疗效果的药物。

3. 目前选用以第三代头孢菌素及喹诺酮类药为主。目前喹诺酮耐药的淋球菌（QRNG）患者渐增多，治疗前应行细菌培养及药物敏感性试验来指导临床用药（表 4-2～4-7）。

表 4-2　无并发症的宫颈、尿道和直肠淋球菌感染治疗方案

头孢曲松钠	125mg im，单次（治愈率：98.9%）
或	
头孢克肟	400mg po，单次（治愈率：97.4%）
或	
环丙沙星	500mg po，单次*（治愈率：99.8%）
或	
氧氟沙星	400mg po，单次*（治愈率：98.6%）
或	
左氧氟沙星	250mg po，单次*
以及	
若不除外合并衣原体感染，同时治疗衣原体感染	

表 4-3　无并发症的宫颈、尿道和直肠淋球菌感染的二线替代方案

大观霉素　2g im，单次（治愈率：98.2%）
或
单剂量头孢菌素类药物
头孢唑肟　500mg im
头孢西丁　2g im 并同时口服 1g 丙磺舒
头孢噻肟　500mg im
或
单剂量喹诺酮类药物
加替沙星　400mg po
诺氟沙星　800mg po
洛米沙星　400mg po

表 4-4　无并发症的咽部淋球菌感染

头孢曲松钠　125 mg 单次肌注
环丙沙星　500 mg，单次口服

注意：不能除外衣原体感染时，需同时进行抗衣原体治疗；喹诺酮类不应用于男性同性恋者或近期有国外旅行史者（包括性伴侣有国外旅行史者）。

表 4-5　淋球菌性结膜炎

头孢曲松钠 1g im 单次。同时可考虑用生理盐水对患眼进行一次灌洗

表 4-6　播散性淋病治疗方案

一线方案	
头孢曲松钠	1g im 或 iv qd
二线方案	
头孢噻肟	1g iv q8h
头孢唑肟	1g iv q8h
环丙沙星	400mg iv q12h
氧氟沙星	400mg iv q12h
左氧氟沙星	250mg iv qd
大观霉素	2g im q12h
症状改善后继续用药 24～48 小时，改为口服，可选用	
头孢克肟	400mg po bid ×7 天
环丙沙星	500mg po bid ×7 天
氧氟沙星	400mg po bid ×7 天
左氧氟沙星	500mg po qd ×7 天

表 4-7　淋球菌脑膜炎和心内膜炎推荐方案

头孢曲松钠 1～2 克/次，静注，每 12 小时 1 次
脑膜炎治疗需持续 10～14 天
心内膜炎治疗至少需持续 4 周

二、梅毒

梅毒是梅毒螺旋体引起的侵犯多系统的慢性性传播疾病。主要通过性交传染，侵入部位大多为阴部。临床表现极为复杂，几乎侵犯全身各器官，造成多器官损害。早期主要侵犯皮肤黏膜，晚期可侵犯血管、中枢神经系统及全身各器官，还可通过胎盘传给胎儿。

【诊断要点】

1. 临床表现　潜伏期为10~90天。

(1) 一期梅毒：主要表现为接触部位的硬下疳，多为单发，圆形或椭圆无痛性溃疡。可伴有无痛性淋巴结肿大，即硬化性淋巴结炎。硬下疳经2~8周可自然消退。

(2) 二期梅毒：主要为皮肤黏膜及系统性损害。皮肤黏膜受累表现为斑丘疹、扁平湿疣、梅毒性白斑、梅毒性脱发。系统性损害主要表现为骨关节损害、眼梅毒、神经梅毒等。

(3) 三期梅毒：永久性皮肤损害，并可侵犯多种组织器官危及生命。基本损害为慢性肉芽肿。

2. 辅助检查

(1) 病变部位渗出物或组织的暗视野显微镜以及直接荧光抗体（DFA）检查是早期梅毒的确诊性检查。

(2) 血清学检查：梅毒螺旋体进入人体后，可产生两种抗体，非特异性的抗心磷脂抗体，可用牛心磷脂检测，称非梅毒螺旋体抗原血清反应；抗梅毒螺旋体抗体可用梅毒螺旋体检测出来，称梅毒螺旋体抗原血清反应。

1) 非梅毒螺旋体抗原血清反应：包括快速血清反应素环状卡片试验（VDRL），和快速血浆反应素环状卡片试验（RPR）。

非梅毒螺旋体抗体效价常与疾病活动度有关，对同一患者先后两次血清学检查滴度四倍的改变（相当于稀释两倍）（如1:4→1:16或1:8→1:32）是有临床意义的。VDRL及RPR均为有效的检查，但两者之间不可直接比较，因RPR效价常较VDRL较高。此两种检查均于治疗后转阴，但有些患者即使在治疗后仍长期保持低效价阳性或持续终生。这种反应称为血清固定反应。

2）梅毒螺旋体抗原试验：包括荧光螺旋体抗体吸附试验（FTA-ABS），梅毒螺旋体血凝试验（TPHA），梅毒螺旋体被动颗粒凝集试验（TPPA），梅毒螺旋体制动试验（TPI），酶联免疫吸附试验ELISA等。其敏感性和特异性较好，一般用作证实试验。大部分患者的梅毒螺旋体抗原试验终生持续阳性，与治疗或疾病活动度无关，故不可应用于评估治疗效果。

（3）脑脊液检查：诊断神经梅毒没有特异性检查，脑脊液VDRL特异性高，但敏感性低。神经梅毒的诊断常依赖于多项检查结果综合判断，如脑脊液细胞计数（淋巴细胞$\geqslant 10\times10^6/L$），蛋白$>50mg/dl$，或VDRL检查。

【治疗原则】

1. 一期、二期梅毒　苄星青霉素，240万U，单次肌注。儿童苄星青霉素，5万U/kg，最大剂量240万U，单次肌注。若对青霉素过敏（非妊娠期），强力霉素100mg，bid，或四环素500mg，qid口服14天。妊娠期梅毒患者若对青霉素过敏，应做青霉素脱敏，然后应用青霉素方案治疗。

2. 三期梅毒（心血管梅毒或梅毒树胶肿等，不包括神经梅毒和潜伏梅毒的晚期梅毒）　苄星青霉素，240万U，1次/周，肌注×3次，青霉素过敏者使用强力霉素100mg，bid，或四环素500mg qid口服28天。

3. 神经梅毒：水剂青霉素1800万～2400万U/d，300万～400万U/4h，静滴10～14天，继以苄星青霉素，240万U，每周肌注1次共3次。替代方案：普鲁卡因青霉素240万U肌注，qd，加丙磺舒0.5g口服，qid，共10～14天。若对青霉素过敏，头孢曲松钠2g，肌注或静脉滴注，qd×10～14天。

三、尖锐湿疣

它是人乳头瘤病毒引起的丘疹样外阴病变，也可累及阴道宫颈，主要与低危型 HPV6，11 有关。主要经性交传播，也可通过污染的物品间接传播。

【诊断要点】

1．临床表现　常不明显，多以外阴赘生物就诊，多位于大小阴唇，肛门周围，阴道前庭，尿道口，也可位于阴道，宫颈。初起为单个或多个淡红色小丘疹，顶端尖锐，呈乳头状突起。非角化部位病变可呈菜花状，疣体呈白色，粉色或灰色。角化部位病变疣体呈丘疹状，表面角化层。

2．辅助检查

（1）细胞学检查：特异性高，敏感性低。可见挖空细胞，角化不良细胞，或角化不全细胞，及湿疣外底层细胞。

（2）醋酸试验：当有皮肤炎症时有假阳性。组织表面涂 3%~5% 醋酸液，3~5 分钟后组织变白为阳性。

（3）阴道镜检查：阴道镜下宫颈涂以 3% 醋酸，病变部位为许多指状突起，每个突起半透明表皮下部有中央血管袢。

（4）病理检查：鳞状上皮增生呈乳头状生长，表皮细胞角化不全或过度角化，棘细胞层高度增生有挖空细胞出现。

（5）核酸检测：采用 PCR 及核酸 DNA 探针杂交检测 HPV。

【治疗原则】

1．外生殖器尖锐湿疣　可局部药物治疗，包括：50% 三氯醋酸外涂，5% 咪喹莫特软膏外用。物理治疗或手术治疗，或用干扰素治疗，多用于病情严重，病变持续存在或反复复发者。

2．宫颈尖锐湿疣　治疗前必须做细胞学检查，必要时阴道镜或活检除外宫颈上皮内瘤样变或宫颈癌，可选用物理或手术治疗。

3. 性伴侣的治疗　性伴侣应进行尖锐湿疣的检查。

四、生殖道衣原体感染

生殖道衣原体感染的高原体主要为沙眼衣原体，沙眼衣原体主要感染柱状上皮及移行上皮，引起宫颈黏膜炎，子宫内膜炎，输卵管炎。衣原体感染高危因素：多个性伴侣，新的性伙伴，社会地位低，年龄小，口服避孕药。

【诊断要点】

1. 临床表现　常无症状或症状轻微，患者不易察觉，病程迁延。

（1）宫颈黏膜炎：宫颈管是衣原体最常见的感染部位。多无临床症状，有症状时表现为阴道分泌物增加，呈黏液脓性，可合并尿道炎。检查见宫颈管脓性分泌物。

（2）子宫内膜炎：宫颈管炎上行引起子宫内膜炎，表现为下腹痛，阴道分泌物增多，阴道不规则少量出血。

（3）输卵管炎：2/3 输卵管炎为亚临床型，长期轻微下腹痛，低热，久治不愈，腹腔镜表现为盆腔广泛粘连。

2. 辅助检查

（1）细胞学检查：Giemsa 染色，显微镜下在上皮细胞内找到包涵体，敏感性及特异性低，不推荐作为宫颈沙眼衣原体感染的诊断手段。

（2）沙眼衣原体培养：诊断沙眼衣原体感染的金标准，敏感性和特异性均高。

（3）沙眼衣原体抗原检测：是目前临床最常用的方法，应用针对沙眼衣原体外膜蛋白或脂多糖的抗体检测抗原。

（4）沙眼衣原体核酸检测：敏感性高，但应防止污染导致假阳性。

【治疗原则】

1．早期诊断，早期治疗。及时、足量、规则用药。根据不同的病情采用相应的治疗方案。性伴应该同时接受治疗，治疗后进行随访。

2．推荐方案包括 ①阿奇霉素1g，单次口服；②多西环素100mg/次，2次/日，连服7日。替代方案包括：①红霉素每次500mg，4次/日，连服7日；②琥乙红霉素每次800mg，4次/日，连服7日；③氧氟沙星每次300mg，2次/日，连服7日；④左氧氟沙星每次500mg，1次/日，连服7日。

五、生殖道疱疹

生殖道疱疹是单纯疱疹病毒（HSV）引起的性传播疾病，其特点是引起生殖器及肛门皮肤溃疡，易复发。

【诊断要点】

1．临床表现

（1）原发性生殖器疱疹：表现为群集丘疹，很快形成水疱，水疱破裂形成糜烂溃疡，伴疼痛，好发于生殖器及肛周皮肤，可有腹股沟淋巴结肿大，压痛。

（2）复发性生殖器疱疹：50%~60%患者在半年内复发。发病前局部烧灼感，针刺感，随后水疱破溃形成糜烂。

2．辅助检查

（1）病毒学检测：病毒学检测应首选细胞培养，但该方法敏感性低。应对病毒培养的分离物进行分类以明确病原体是HSV-1还是HSV-2。

（2）特异性血清学检测：检出HSV-2抗体的敏感性为80%~98%，特异性≥96%。

【治疗原则】

1. 抗病毒治疗 以全身抗病毒治疗为主。当用于治疗首次临床发作和复发，以及用作每日抑制治疗时，全身给予抗病毒药物可部分控制疱疹发作的症状和体征。然而这些药物不能根除潜伏的病毒，停药后也不能降低复发危险、频率和严重程度。随机研究表明，阿昔洛韦、伐昔洛韦和泛昔洛韦可有效治疗生殖器疱疹。因局部使用抗病毒药物疗效有限，故不建议使用。

(1) 首次发作治疗：首次发作的患者应该接受抗病毒治疗。推荐方案包括：①阿昔洛韦 400mg tid 7～10 日；②阿昔洛韦每次 200mg，5 次/日，7～10 日；③泛昔洛韦 250mg tid 7～10 日；④伐昔洛韦 1g bid 7～10 日。若连续治疗 10 日后溃疡仍未完全愈合，则疗程可延长。

(2) 复发治疗

1) 抑制治疗：对频繁复发的患者（复发次数≥6 次/年），抑制治疗可使复发危险降低 70%～80%。①阿昔洛韦 400mg bid 口服；②泛昔洛韦 250mg bid 口服；③伐昔洛韦 500mg qd 口服；④伐昔洛韦 1.0 g qd 口服。

2) 发作治疗：发作治疗应始于出现病变的 1 天之内或出现前驱症状时。①阿昔洛韦 400mg tid ×5 日；②阿昔洛韦 800mg bid ×5 日；③阿昔洛韦 800mg tid ×2 日；④泛昔洛韦 125mg bid ×5 日；⑤泛昔洛韦 1g，两次；⑥伐昔洛韦 500mg bid ×3 日；⑦伐昔洛韦 1.0g qd ×5 日。

2. 局部治疗 保持局部清洁，干燥，外用 3% 阿昔洛韦霜，1% 喷昔洛韦乳膏。

六、获得性免疫缺陷综合征

获得性免疫缺陷综合征俗称艾滋病（AIDS），是人免疫缺陷病毒（HIV）引起的性传播疾病。可引起

$CD4^+$ T淋巴细胞数量减少功能损害，导致持续性免疫缺陷，多个器官出现机会性感染及罕见恶性肿瘤，最后导致死亡。

【诊断要点】

1. 临床表现

（1）临床Ⅰ期：部分患者无临床症状，大部分患者出现急性病毒感染的症状，以及持续的全身浅表淋巴结肿大。

（2）临床Ⅱ期（轻度疾病期）：主要表现为无诱因中度体重下降（体重下降 < 10%），反复性上呼吸道感染（如鼻窦炎、扁桃体炎、中耳炎、咽炎），带状疱疹，口角炎，反复性口腔溃疡，脂溢性皮炎，瘙痒性丘疹样皮炎，真菌性甲炎。

（3）临床Ⅲ期（中度疾病期）：表现为无诱因重度体重下降（体重下降 > 10%），无诱因的慢性腹泻（超过1个月），无诱因的长期发热（间歇性的或者持续性的发热超过1个月），持续性口腔念珠菌病，严重的细菌性感染（肺炎，脓血症，脓性肌炎，骨或关节感染，菌血症或脑膜炎），肺结核，急性坏死性溃疡性口腔炎、牙龈炎、牙周炎，无原因的贫血（Hb < 80g/L）、中性粒细胞减少（$< 0.5 \times 10^9/L$）或血小板减少（$< 50 \times 10^9/L$）。

（4）临床Ⅳ期（严重疾病期，即艾滋病）：表现为HIV消耗综合征，肺孢子菌肺炎，反复严重的细菌性肺炎，慢性单纯疱疹感染，食管念珠菌病，肺外结核，卡波西肉瘤，巨细胞病毒感染，弓形虫脑病，HIV脑病，肺外隐球菌感染，播散性非结核分枝杆菌感染，慢性隐球菌病，播散性真菌病（肺外组织胞浆菌病或者球孢子菌病），淋巴瘤（脑部淋巴瘤或者B细胞非霍奇金淋巴瘤），侵袭性宫颈癌，非典型播散性利什曼原虫病，有症状的HIV相关性神经炎或者心肌炎。

2. 辅助检查

(1) HIV 抗体检查：初筛试验有酶联免疫吸附试验和颗粒凝集试验，确认试验有免疫印迹试验。

(2) 病毒培养：这是诊断 HIV 感染最可靠的方法，敏感度低。

(3) 病毒相关抗原检测：双抗体夹心法检测 HIV 衣壳抗原 p24。

(4) 核酸检测：PCR 技术检测血浆中 HIV-RNA。

【治疗原则】 目前尚无治愈方法，主要采取抗病毒治疗及对症处理。

1. 抗病毒治疗

(1) 核苷类反转录酶抑制剂（NRTI）：齐多夫定 200mg tid；司他夫定 40mg tid；扎西他滨 0.75mg tid；地丹诺辛 200mg tid；拉米夫定 150mg bid。

(2) 蛋白酶抑制剂：英地那韦 800mg tid；尼非那韦 750mg tid；利杜那韦 600mg bid。

(3) 非核苷类反转录酶抑制剂：台拉维定 400mg tid；奈韦拉平 200mg qd。

2. 免疫调节药物　可选用干扰素、白介素-2、丙种球蛋白等。

3. 常见合并症的处理　采取对症治疗。

（马　丽）

第三节　外阴、阴道病变

一、外阴上皮非瘤样变

女性外阴皮肤和黏膜组织色素改变和结构变形的一组慢性疾病，包括硬化性苔藓、鳞状上皮细胞增生及其他皮肤病。

(一) 硬化性苔藓　有关此病的病因不明，以外阴及肛周皮肤萎缩变薄为主要特征，是最常见的外阴白色病变。

【诊断要点】

1. 临床表现

(1) 可发生于任何年龄，以40岁左右多见，其次为幼女。

(2) 病损区皮肤瘙痒、性交痛及外阴灼烧感。

(3) 早期病变皮肤红肿，出现粉红、象牙白色丘疹，丘疹融合成片呈紫癜状。

(4) 病变进一步发展表现为皮肤和黏膜变白、变薄，弹性差，常伴有皲裂及蜕皮。外阴萎缩，小阴唇变小甚至消失；大阴唇变薄；阴蒂萎缩，与包皮粘连。

(5) 晚期病变皮肤菲薄、皱缩似烟卷纸，阴道口挛缩狭窄。

2. 辅助检查　通过活组织病理检查确诊。

3. 鉴别诊断

(1) 白癜风：无自觉症状，局部皮肤白色区域与周围组织界限清楚，表面光滑润泽，弹性正常。

(2) 白化病：无自觉症状，身体其他部位也可出现同样白色病变。

(3) 老年生理性萎缩：无自觉症状，外阴萎缩情况与身体其他部位皮肤萎缩情况相同。

(4) 外阴癌：病理学鉴别。

(5) 外阴上皮内瘤变：病理学鉴别。

【治疗原则】

1. 一般治疗　外阴保持清洁干燥，避免穿着不透气的化纤内裤，避免进食辛辣刺激食物。瘙痒症状明显以致失眠者可加用镇静、安眠、抗过敏药物。

2. 局部药物治疗

(1) 2%丙酸睾酮油膏涂擦患处每日3~4次，连续应用3~6个月，瘙痒症状消失后1~2年内用药次数可逐渐减少，直至每周1～2次维持量。若出现毛发增多或阴蒂增大等丙酸睾酮男性化副作用时应停药。

(2) 0.3%黄体酮油膏涂擦患处每日3次。

(3) 0.05%氯倍他索软膏涂擦患处，最初1个月每日2次，继而每日1次，连用2个月，最后每周2次，连用3个月，共计6个月。

(4) 瘙痒顽固，表面用药无效时可用曲安奈德混悬液皮下注射。5ml曲安奈德混悬液用2ml生理盐水稀释后，用脊髓麻醉穿刺针在耻骨联合下方注入皮下，经过大阴唇皮下直至会阴，缓慢回抽针头将混悬液注入皮下组织。

(5) 幼女硬化性苔藓至青春期有可能自愈，不宜采取丙酸睾酮治疗以免出现男性化。可局部涂擦1%氢化可的松软膏或3%黄体酮油膏。

3. 手术治疗　病情严重或药物治疗无效者，可行超声聚焦治疗或激光切除。但激光仅能切除表皮病变。也有浅表外阴病灶的切除术，但手术切除复发率高。此外，本病恶变概率极小，因此目前极少采用手术治疗。

(二) 鳞状上皮细胞增生　病因不明，以鳞状上皮细胞良性增生为主的外阴疾病，主要症状为外阴瘙痒。

【诊断要点】

1. 临床表现

(1) 多见于50岁以前的中年妇女。

(2) 外阴瘙痒，程度明显比硬化性苔藓严重，难以耐受。

(3) 病变早期皮肤呈暗红或粉红色，角化过度部位呈白色。

(4) 病变晚期皮肤增厚，色素增加，皮肤纹理明显突出，皮嵴隆起，出现苔藓样变，并可见搔抓痕迹，严重者可因搔抓引起表皮破损、裂隙和溃疡。

2. 辅助检查　通过活组织病理检查确诊。要注意多点活检，因此病可与外阴癌前病变或浸润癌并存。

3. 鉴别诊断

(1) 白癜风：无自觉症状，局部皮肤白色区域与周围组织界限清楚，表面光滑润泽，弹性正常。

(2) 白化病：无自觉症状，身体其他部位也可出现同样白色病变。

(3) 特异性外阴炎：白色念珠菌外阴炎、滴虫性外阴炎均有分泌物增多症状，分泌物检查可发现相应病原体。原发病治愈后症状随之消失。

(4) 外阴部股癣、银屑病：在身体其他部位也有类似症状。

【治疗原则】

1. 一般治疗　与外阴硬化性苔藓相同。

2. 药物治疗　局部使用皮质激素类药物控制瘙痒。可选择 0.025% 肤轻松软膏、0.01% 曲安奈德软膏，每日 3～4 次。长期使用类固醇药物可致局部皮肤萎缩，因此瘙痒症状缓解后停用高效类固醇药物，改用 1%～2% 氢化可的松软膏每日 1～2 次维持治疗。

3. 手术治疗　仅用于反复药物治疗无效或有恶变可能者。可行超声聚焦治疗、激光切除和局灶切除术，手术治疗仍有远期复发可能。

(三) 外阴接触性皮炎　由于外阴皮肤直接接触刺激物或致敏物所引起的炎性表皮反应。

【诊断要点】

1. 临床表现　起病较急，在接触外来刺激物或致敏物之后，最先感到外阴瘙痒甚至灼痛，局部发红，出现界限清楚的丘疹、丘疱疹，严重者红肿明显，有水疱和大水疱。接触物刺激性不强或浓度较低时表现为慢性接触性皮炎，局部皮肤轻度增厚，角化过度，可出现表皮脱落和鳞屑形成。通过临床表现及病史中有外来刺激物接触史可作出诊断。去除接触物并经适当处理后，皮损很快好转即可确诊。

2. 鉴别诊断

（1）念珠菌性外阴炎：有分泌物增多表现，分泌物检查可发现病原体。

（2）鳞状上皮增生：无明确接触刺激物或致敏物病史，皮损不会在治疗后迅速好转。

【治疗原则】 首先去除或停用致病物。当外阴部仅有红斑和丘疹而无渗液时，采用炉甘石洗剂涂擦局部。急性期炎症渗出物多时可用生理盐水、1∶20复方醋酸铝溶液或3%硼酸液湿敷。病损干燥后可用氢化可的松软膏局部涂擦。炎症严重患者可加用地塞米松全身用药。

（四）外阴擦烂　由于汗腺分泌过多、外阴潮湿或局部不洁所致的外阴局部炎性反应。多见于肥胖、糖尿病妇女和婴儿。

【诊断要点】 多见于夏天湿热季节。患者有局部瘙痒、疼痛、灼热不适。最初在大小阴唇皱襞处出现潮湿鲜红或暗红色斑，境界清楚，范围与相互摩擦的皮肤皱襞面一致。继而出现肿胀、表皮剥脱、有浆液渗出。

【治疗原则】 保持外阴局部干燥清洁和透气。可用1∶5000高锰酸钾溶液坐浴，每日2次。坐浴后用软毛巾轻轻擦干，扑撒痱子粉保持患处干燥。

（五）外阴前庭炎　原因不明的慢性外阴炎性疾病，特点为外阴前庭部发红，触摸或压迫前庭时局部有剧痛。

【诊断要点】

1. 临床表现　性交时阴道口剧痛，性交后短期内仍感疼痛，或长期阴道口处有烧灼感。可伴有尿频、尿痛。前庭部发红，触诊或压迫前庭时有压痛。

2. 鉴别诊断

(1) 白色念珠菌阴道炎：有明显阴道及外阴瘙痒症状，阴道分泌物呈豆腐渣样，分泌物检查可发现病原体。

(2) 滴虫性阴道炎：有外阴瘙痒，阴道分泌物增多，分泌物检查可发现病原体。

【治疗原则】

1. 药物治疗　局部应用1%氢化可的松软膏，同时应用2%~5%利多卡因溶液局部外涂。病变较重者可采用高效皮质激素如0.025%肤轻松软膏或0.1%曲安奈德软膏外用。

2. 手术治疗　可采用前庭成形术或前庭切除术（改良会阴成形术）。后者疗效较好，有效率60%~90%。

二、外阴鳞状上皮瘤样变

外阴上皮层内细胞成熟不良、核异常及核分裂象增加。病变局限于表皮内，未发生间质浸润及转移。

Ⅰ级：上皮过度增生和异形细胞改变局限于上皮下1/3。

Ⅱ级：上述病变局限于上皮的下2/3。

Ⅲ级：病变超过上皮下2/3，包括原位癌（病变累及上皮全层，但未穿透基底膜）。

【诊断要点】

1. 临床表现　症状无特异性，主要症状是外阴瘙痒或灼烧感。病灶表现为表皮隆起、斑块或丘疹，表面颜色多样，可呈灰白、粉红、深红、棕色和黑色素沉着。病灶可呈灶性，也可弥漫覆盖整个外阴。

2. 辅助检查　通过病理检查确诊。局部涂1%甲苯胺蓝或3%~5%醋酸后使用阴道镜检查有助于提高活检准确率。

3. 鉴别诊断　需与外阴湿疣、外阴白色病变、痣、脂溢性角化瘤和黑色棘皮瘤等疾病鉴别，临床上有可疑的病灶均需行病理活检确诊。

【治疗原则】　根据病变范围决定采取何种治疗方案。

1. 药物治疗　5%氟尿嘧啶软膏涂于外阴病灶处，每日1次。

2. 激光治疗。

3. 手术治疗　外阴病灶切除或单纯表浅外阴切除。一般要求切缘距病灶0.5~1.0cm以上。

三、外阴贝赫切特综合征

外阴贝赫切特综合征以反复发作的口腔黏膜溃疡、外阴溃疡、眼炎或其他皮肤损害为主要特征。还可能伴有心血管、关节甚至中枢神经系统损害。

【诊断要点】

1. 临床表现　先出现口腔溃疡，然后外阴溃疡，最后出现眼部病变。溃疡为单个或多个，直径2~10mm不等，边界清楚，底部有黄色坏死物覆盖。生殖器部位溃疡可发生在外阴、阴道、宫颈、会阴及肛门。眼部最初表现为结膜炎和视网膜炎，晚期可出现前房积脓，最终波及双眼。其他表现为皮肤脓疮、疖肿、结节性红斑等皮肤病变，关节痛及关节炎、血栓静脉炎以及类似多发性硬化的神经系统症状。

2. 辅助检查　皮肤穿刺试验阳性有助于确诊。

3. 鉴别诊断

(1) 疱疹病毒感染：其溃疡大小不一，其底呈黄灰色，边缘组织略高，有明显充血水肿，多在1~3周内自行愈合，但常复发。

(2) 非特异性外阴炎：其溃疡特点为，溃疡浅表，数目较少，周围有明显的炎症。外阴以外部位无溃疡表现。

（3）外阴癌：溃疡经久不愈，并向周围扩展，活检病理可做出确诊。

【治疗原则】 溃疡一般可自愈。急性期予皮质激素可促进溃疡愈合，如口服泼尼松 20～40mg/d。长期应用小剂量激素（泼尼松 15mg/d）可预防复发。

四、阴道上皮内瘤样变

阴道上皮层内细胞成熟不良、核异常及核分裂象增加。病变局限于表皮内，未发生间质浸润及转移。阴道上皮内瘤样病变Ⅰ～Ⅲ级的分级参考外阴上皮内瘤样病变的分级。

【诊断要点】

1．临床表现 多数无症状，有时出现阴道分泌物增多或性交后阴道出血。病变多位于阴道上段黏膜，外观可无异常，或呈轻度糜烂。

2．辅助检查

（1）阴道脱落细胞学检查：是阴道上皮内瘤样病变的有效筛查方法。

（2）阴道镜检查＋组织活检：阴道镜下检查可能发现阴道上皮病变部位，行病灶部位活检获取病理诊断。阴道黏膜外观无明显异常时可局部涂抹碘液或3%醋酸以提高病理取材准确率。

3．鉴别诊断 阴道炎、人乳头瘤病毒感染的症状和体征均可能与阴道上皮内瘤样病变类似，主要靠病理检查鉴别。但前二者均有可能有轻度非典型增生性变化，它们与肿瘤性的非典型增生难于区分，鉴别的关键在于定期进行阴道涂片或病理检查，以观察其发展趋势。

【治疗原则】

1．非手术治疗

（1）药物治疗：局部涂抹5%氟尿嘧啶，每日1次，5日为1疗程，可多疗程用药。

（2）CO_2激光治疗。

2. 手术治疗　手术方式包括局部阴道切除、部分或全部阴道切除手术。

（顾　宇）

第四节　宫颈病变

一、宫颈上皮内瘤变

宫颈上皮内瘤变（cervical intraepithelial neoplasia, CIN）是一组与宫颈浸润癌密切相关的癌前病变的统称，包括宫颈不典型增生和宫颈原位癌，反映出宫颈癌发展中的连续发展过程，即由宫颈不典型增生（轻、中、重）→原位癌→早期浸润癌→浸润癌的一系列病理变化。CIN根据细胞异型程度分为如下三个级别：①CIN-Ⅰ级：轻度不典型增生；②CIN-Ⅱ级：中度不典型增生；③CIN-Ⅲ级：重度不典型增生和原位癌。

宫颈癌发病年龄有年轻化趋势，近年来各阶段发病年龄均有向前推移的趋势。不典型增生的高峰年龄为30～39岁，原位癌的平均年龄为35～42岁。

【诊断要点】

1. 临床表现　CIN一般无明显症状和体征，部分有白带增多、白带带血、接触性出血、宫颈肥大、充血、糜烂、息肉等慢性宫颈炎的表现，外观正常的宫颈也占有一定比例10%～50%，所以单凭肉眼无法诊断CIN。

2. 辅助检查　由于缺乏典型的临床表现，主要采取细胞学－阴道镜－活检的三阶梯策略进行筛查和诊断。

（1）宫颈细胞学检查：方法简便易行、经济有效、可重复性好，宫颈脱落细胞学检查已经成为宫颈癌普查中的首选初筛工具。新的 TBS（The Bethesda System）报告方式逐渐取代了传统的“巴氏五级分类法”。取片前须注意 24 小时内无性交；非月经期；停用阴道内抗生素或抗真菌药 72h 后；于阴道双合诊检查前。

（2）阴道镜检查及阴道镜下的活检：是诊断癌前病变和宫颈癌的主要方法。CIN 的阴道镜表现随级别增高而变化多样。结合病变边缘的清晰程度，醋白试验的颜色，血管结果的类型碘染色的反应，在阴道镜下多点活检，取材包括病变和周围组织，钳取宫颈上皮和足够的间质组织，对临床和细胞学可疑时重复活检。CIN 和宫颈癌的诊断必须根据宫颈活体组织的病理检查。

（3）颈管刮术（ECC）：刮取颈管内膜组织送病理检查，指征包括：细胞学异常或临床可疑的绝经前后、鳞柱交界部内移的妇女，尤其可疑腺癌，可疑病变累及宫颈管，细胞学多次阳性或可疑，阴道镜检查阴性或不满意或阴道镜下活检阴性者。许多中心作为诊断常规。

（4）宫颈锥切和宫颈环形电切术（LEEP）：诊断性锥切率随着阴道镜下活检的广泛应用明显下降，两者在诊断 CIN 和浸润癌的作用相当。指征包括：①阴道镜无法看到病变边界，位于宫颈管内或面积超过宫颈 1/2；②阴道镜不能观察到鳞 - 柱交界部；③细胞学多次阳性，而阴道镜下活检和宫颈管刮宫（ECC）阴性者；④ECC 阳性或不满意；⑤细胞学、阴道镜和活检可疑浸润癌；⑥疑为宫颈腺癌。

宫颈环形电切术（LEEP）：广泛的应用于 CIN 的诊治，同样具有诊断和治疗的双重作用。诊断性 LEEP 的指征包括细胞学 ASCUS 或 AGC，阴道镜检查无明显异常者；细胞学或阴道镜检查怀疑 HSIL；阴道镜检查不满意，细胞学异常者。

（5）HPV 检测（hC2）：目前唯一获得美国 FDA 批准的，可以应用于临床的诊断方法。对 13 种常见的高危型 HPV 进行半定量测定。检测的评估标准较细胞学筛查更为客观，从而减少了检测者之间的变异。用于对不正常细胞学结果的评估，以减少临床随诊的次数。提供一种方便的变通式检测方法以解决重要的细胞学异常。诊断的阴性预测值达到 100%。

【治疗原则】

1. 经阴道镜检查和活检，明确病变诊断的性质和范围，特别是确认无浸润癌为治疗前提。治疗以控制局部病变，防止病变发展为更高等级的不典型增生或浸润癌为目标。

2. 治疗方法　由于 CIN 的治疗策略趋于保守，对 CIN 的处理尚存不少争议。

（1）宫颈病变的表面切除或破坏：一般仅用于低度鳞状上皮内病变（CIN-I），病变完全暴露于宫颈外口表面。如宫颈冷冻、二氧化碳激光、电凝或电烙。常见并发症包括感染、出血、宫颈狭窄等。

（2）宫颈环状电切术（LEEP）：指征：①持续 CIN-Ⅰ无随诊条件或 CIN-Ⅰ伴高危型 HPV 感染；②CIN-Ⅱ；③CIN-Ⅲ。原位癌尤其是原位腺癌不宜使用。

（3）宫颈锥形切除术：指征：①CIN-Ⅱ～Ⅲ；②原位磷/腺癌；②Ia1（微小浸润癌）。

（4）全子宫切除：手术指征：①宫颈原位癌；②癌前病灶尤其是 CIN-Ⅱ及 CIN-Ⅲ无生育要求或伴有其他子宫、卵巢和输卵管疾病等其他需要手术治疗的妇科疾病；③宫颈管病变，锥切未净；④绝经后宫颈萎缩，无法锥切；⑤随诊条件差。

对于原位癌患者，年轻有生育要求者行宫颈锥切术，年龄较大无生育要求者宜行筋膜外子宫切除；原位腺癌患者在宫颈锥切术除外浸润癌后，即使切缘阴性也宜补充全子宫手术，如保留生育功能则告知不能保证无残存或复发，并密切随诊，无随诊条件者宜全子宫切除。

附：ASCCP 推荐的 CIN 处理指南

（一）组织学确诊的 CIN-Ⅰ，阴道镜检查结果满意可随诊不予治疗或采取物理治疗或切除的方法治疗。阴道镜检查结果不满意，则行诊断性宫颈病变切除术。妊娠、免疫功能降低、青春期可随诊。

如随诊不予治疗：

1. 第 6 个月和 12 个月重复细胞学涂片或第 12 个月 HPV DNA 检测。

2. 细胞学涂片的结果≥ASC，或高危 HPV DNA 阳性，阴道镜检查。

3. 两次细胞学涂片结果阴性，或一次高危 HPV DNA 阴性，每年筛查。

4. 可在 12 个月时采用细胞学涂片与阴道镜检查相结合的方法随诊。

如给予治疗：

1. 可行冷冻、激光或电切。

2. 采取物理治疗前应行宫颈管诊刮。

3. 采取表面破坏方法治疗后复发的 CIN-Ⅰ行病变切除。

4. 子宫全切术具有较高的术后病率，甚至死亡率，不能作为 CIN-Ⅰ的首选治疗。

（二）组织学确诊的 CIN-Ⅱ/Ⅲ，阴道镜检查结果满意，可行宫颈病变表面破坏或切除术；对于复发者应行病变切除术；阴道镜检查结果不满意应行病变切除术；不能以连续的细胞学和阴道镜检查观察 CIN-Ⅱ/Ⅲ；子宫全切术不能作为 CIN-Ⅱ/Ⅲ的首选治疗。

治疗后的随诊

1. 可采用细胞学或细胞学与阴道镜相结合的方法，间隔4~6个月，至连续3次结果阴性。

2. 细胞学涂片的结果≥ASC，阴道镜检查。

3. 连续3次结果阴性后，每年随诊。

4. 可采用6个月HPV DNA检测。

5. 如高危HPV DNA阳性，阴道镜检查。

6. 如高危HPV DNA阴性，每年随诊。

7. 不能根据一次HPV阳性行重复锥切或子宫切除。

切除后边缘阳性或宫颈管诊刮阳性

1. 4~6个月重复阴道镜和宫颈管诊刮。

2. 可行重复诊断性切除。

3. 不能行诊断性切除时可行全宫切除。

二、宫颈癌

宫颈癌是最常见的妇科恶性肿瘤，在世界范围占第二位，仅次于乳腺癌，在发展中国家则居首位。绝大部分为鳞癌，20世纪70年代以来腺癌的比例升高。发病年轻化，年轻患者腺癌的比例较高。

【诊断要点】

1. 临床表现　宫颈癌发病的高峰年龄50~65岁，腺癌者发病年龄偏低。临床症状与宫颈癌前病变相似，早期多无明显症状和体征。主要的症状有：

(1) 阴道出血，年轻患者多为接触性出血，老年患者常为绝经后不规则阴道出血。出血量可多可少，大出血时可导致中、重度贫血甚至失血性休克。

(2) 阴道排液，白色或者血性，稀薄水样或米泔样，有腥臭味。癌组织坏死继发感染可有大量脓性白带或米汤样恶臭白带。

(3) 晚期病例可产生肿瘤的压迫输尿管、肠管或神经的症状，如尿频、尿急、肛门坠胀、便秘、里急后重、下肢肿痛等，严重的可导致输尿管梗阻，导致肾功能损伤、尿毒症，甚至恶病质表现。

早期病变宫颈局部无明显病灶。宫颈外观可正常或糜烂，发展为浸润癌时，体征表现为宫颈增大、质硬、颈管增粗、宫颈赘生肿物、触之易出血；阴道穹隆受侵、宫旁增厚、浸润达盆壁形成冰冻骨盆；以及表浅淋巴结肿大。

2. 辅助检查

（1）宫颈细胞学检查。

（2）阴道镜检查及阴道镜下的活检。

（3）颈管刮术（ECC）。

（4）活体组织检查。

（5）HPV 检测（hC2）。

（6）临床分期：由两名有经验的医师在治疗前共同确定，一经确定，不能因治疗后出现的新发现而改变已确定的分期。

（7）膀胱镜、直肠镜、静脉肾盂造影、胸透或胸片及骨的 X 线检查，评估病变范围。可疑直肠膀胱受累者，更需要病理学检查证实。

（8）影像学：B 超、CT、MRI 等。

（9）肿瘤标志物：如 SCC、CEA、CA199 等。

【治疗原则】

1. 手术治疗　适用于Ⅱa 期之前的病例。对于Ⅱb期的病例，也可考虑先期化疗降低分期后再行手术，或直接行同步放化疗。

2. 放射治疗　适用于各期病例。腔内照射主要用于控制局部病灶，体外照射主要用以治疗盆腔淋巴结及宫旁组织等处的病灶。

3. 化疗

（1）同步放化疗：化疗抑制肿瘤细胞的修复，降低再增殖，同步化可提高放疗的敏感性，及其独立杀伤作用，控制隐匿性转移。常用方案 DDP + 5-FU 或

DDP 周疗等。适用于：①Ⅱb 期以上的中晚期患者；②Ⅰb、Ⅱa 期根治性术后具有高危因素者（不良预后因素包括切缘不净、宫颈间质受侵 >1/2 者，淋巴管血管间隙受累、癌细胞分化不良、淋巴结转移、不良组织类型、肿瘤巨大、隐匿性宫旁转移）。

（2）术前、放疗前新辅助化疗：适用于Ⅰb2 期和Ⅱa 伴有不良预后因素，局限性晚期宫颈癌病例。达到缩小局部肿瘤，减少手术困难，消灭亚临床转移，增加手术的可切除性，减少复发转移，延长生存期的目的。一般 2～3 个疗程，有反应者根治性手术，术后根据病理有高危因素者均加用放疗合并化疗。如无反应者接受放疗合并化疗。

附：NCCN 推荐的宫颈癌的处理

（一）初始治疗

1. Ⅰa 1 期　建议行筋膜外子宫切除术，如果淋巴脉管侵犯，行改良根治性子宫切除术 + 盆腔淋巴结切除术。如果患者要求生育或不宜手术，当锥切活检切缘阴性时，可选择观察。

2. Ⅰa 2 期　可选择根治性子宫切除术 + 盆腔淋巴结切除术加（或不加）腹主动脉旁淋巴结取样。也可选择近距离放疗 + 盆腔放疗（A 点剂量：70～80Gy）。早期宫颈癌（Ⅰa 2 期或Ⅰb 1 期 <2cm）且希望保留生育功能患者，推荐行根治性宫颈切除术 + 盆腔淋巴结切除术（加或不加腹主动脉旁淋巴结取样）。

3. Ⅰb 1 期和Ⅱa 期（≤4cm）　可选择根治性子宫切除 + 盆腔淋巴结切除术（或不加）腹主动脉旁淋巴结取样。也可以或盆腔放疗 + 近距离放疗（A 点剂量：80～85Gy）。对于病灶 <2cm（Ⅰb1）且希望保留生育功能患者，可行根治性宫颈切除术以保留生育功能 + 盆腔淋巴结切除术（加或不加腹主动脉旁淋巴结取样）。

4. Ⅰb 2 期和Ⅱa 期（>4cm） 可行根治性子宫切除术 + 盆腔淋巴结切除术 + 腹主动脉旁淋巴结取样。目前已经证实对于这类患者盆腔放疗 + 含顺铂的同步化疗 + 近距离放疗（A 点剂量：≥85Gy）可以显著改善患者生存。盆腔放疗 + 含顺铂的同步化疗 + 近距离放疗（A 点剂量：80～85Gy） + 辅助性子宫全切术作为推荐的初始治疗的方案意见尚不一致。

5. Ⅱb、Ⅲ以及Ⅳa 期 放疗辅以顺铂为主的同步化疗。

（二）复发患者的治疗

1. 术后局部复发的患者应考虑给予放疗。

2. 对于既往未行放疗的盆腔复发患者或局部放疗后其他部位复发的患者，治疗方案包括盆腔放疗联合铂类为基础的化疗加（或不加）近距离放疗。

3. 放疗后盆腔中心型复发患者应考虑盆腔廓清术加（或不加）术中放疗。对于复发病灶 <2cm 的精心选择的患者，还可考虑行根治性子宫切除或近距离放疗。盆腔廓清术后复发的患者应给予铂类为基础的基础化疗，最佳支持治疗或入组临床试验。

4. 单病灶复发的患者可行手术切除加（或不加）术中放疗，或针对肿瘤局部的放疗联合同步化疗，或化疗。

5. 非中心性复发的患者应行盆腔廓清术，或肿瘤切除并在术中对切缘邻近肿瘤或切缘阳性者给予放疗，针对肿瘤局部的放疗联合（或不联合）化疗，以铂类为基础的化疗，最佳支持治疗或入组临床试验。

6. 盆腔外或腹主动脉旁的多灶性或无法切除的复发，应给予化疗或最佳支持治疗。

（周 莹）

第五节　生殖器官良性肿瘤

一、子宫肌瘤

子宫肌瘤（uterine myoma）是女性生殖器官最常见的良性肿瘤，由平滑肌和结缔组织组成，常见于育龄期妇女。根据肌瘤与肌壁的关系，分为肌壁间肌瘤，（占 60%~70%）、浆膜下肌瘤（约占 20%）和黏膜下肌瘤（占 10%~15%）三大类（图 4-1）。

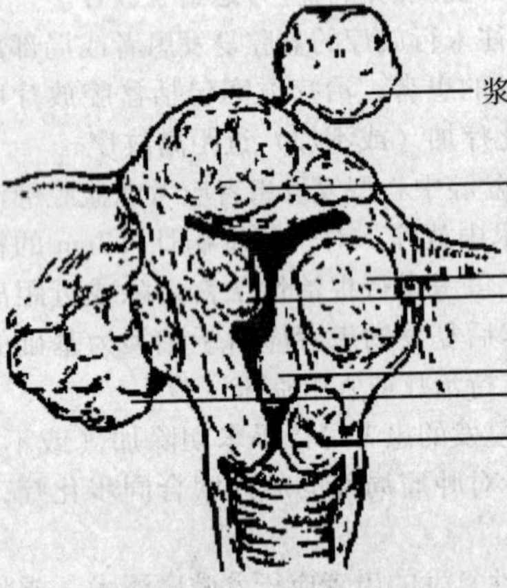

图 4-1　各型子宫肌瘤示意图

【诊断要点】

1. 临床表现　症状常与肌瘤部位、有无变性相关，而与肌瘤大小、数目关系不大。

（1）经量增多及经期延长，长期经量过多可引起贫血、乏力、心悸。

（2）下腹包块：位于下腹正中，实性、活动、无压痛、生长缓慢。

（3）白带增多：常由子宫黏膜下肌瘤引起；一旦感染，可出现大量脓性白带，如有溃烂、坏死、出血时可有血性或脓血性恶臭的阴道溢液。

（4）压迫症状：子宫前壁肌瘤贴近膀胱者可产生膀胱刺激症状如尿频、尿急；后壁肌瘤（峡部或后壁）可引起下腹坠胀、便秘等。阔韧带肌瘤压迫输尿管者可造成输尿管扩张甚至肾盂积水。

（5）其他：肌瘤可引起不孕或流产；肌瘤红色变性可引起急性下腹痛，伴呕吐、发热及局部压痛；浆膜下肌瘤蒂扭转可有急性腹痛。

2. 鉴别诊断

（1）妊娠子宫：尤其肌瘤囊性变应与妊娠子宫相鉴别。可据有无停经史、早孕反应、血或尿 HCG 测定及 B 超影像鉴别。

（2）卵巢囊肿：注意肿块与子宫的关系，可据 B 超、腹腔镜等鉴别，尤应注意卵巢实性肿瘤——带蒂浆膜下肌瘤、肌瘤囊性变——卵巢囊肿的鉴别诊断。

（3）子宫腺肌病：亦表现为子宫增大，月经增多；但该病有继发性渐进性痛经史，子宫多均匀增大，大于孕 3 个月大小者少见，B 超有助于诊断，有时肌瘤与腺肌症可共存。

（4）子宫恶性肿瘤：发生于围绝经期或绝经后、生长快、超声显示血流丰富、或伴有肿瘤标志物异常升高的子宫肌瘤，应警惕肉瘤的可能；如伴有异常阴道出血，须除外宫颈病变和内膜病变。

（5）其他：如卵巢巧克力囊肿、盆腔假囊、子宫畸形等可根据病史、体征及 B 超检查鉴别。

【治疗原则】 应根据患者年龄、生育要求、症状及肌瘤的部位、大小、数目全面考虑。

1. 期待疗法　适用于子宫肌瘤小、无症状的，特别是近绝经期的妇女。每3~6个月随诊一次，如肌瘤明显增大或出现症状可随时改用手术治疗。

2. 手术治疗　适应证包括：①子宫大于孕10周大小；②月经过多继发贫血；③有膀胱、直肠压迫症状；④肌瘤生长较快；⑤保守治疗失败；⑥不孕或除外其他原因的反复流产。术式需根据年龄、生育要求以及肌瘤特性选择不同路径（开腹、阴式、腹腔镜、宫腔镜）的子宫肌瘤剔除术和全子宫切除术。

3. 药物治疗　子宫小于孕2个月大小者，如症状轻，近绝经期或全身情况不宜手术者可予以药物治疗，如促性腺激素释放激素类似物（GnRHa）、米非司酮，停药后有复发问题。为手术治疗创造条件的短期用药更为合理。

4. 其他非手术治疗　子宫动脉栓塞、高能超声聚焦等。

二、子宫内膜异位症

具有生长功能的子宫内膜组织（腺体和间质）出现在子宫腔被覆内膜及宫体肌层以外的其他部位时称为子宫内膜异位症（endometriosis）。临床表现多样化，是良性疾病，却有增生、浸润、转移及复发等恶性行为。好发于育龄期，以痛经、慢性盆腔痛和不孕为主要表现，发病率为10%~15%，且有明显上升趋势。

【诊断要点】

1. 临床表现

（1）痛经：继发性和渐进性痛经被认为是子宫内膜异位症的典型症状。

（2）月经异常：15%~30%的患者有经量增多、经期延长或经前点滴出血。

（3）不孕：子宫内膜异位症患者不孕率可高达40%，可能与盆腔解剖结构异常、盆腹腔内微环境改变、卵巢功能异常及免疫功能异常等因素有关。

（4）性交痛：30%的患者伴有性交痛，多见于直肠阴道隔病变和宫骶韧带受侵犯的病例。

（5）急腹痛：卵巢内膜异位囊肿可在围月经期发生破裂，引起剧烈的急腹痛。

（6）其他部位的子宫内膜异位症：因侵犯输尿管、直肠甚至胸腔可表现腰痛、血尿、便血或咯血等。

典型的子宫内膜异位症在盆腔检查时，子宫多后倾固定，直肠子宫陷凹、宫骶韧带或子宫后壁下段等部位可扪及触痛性结节，卵巢囊肿亦通常粘连固定，局部有轻压痛。若累及阴道直肠膈，可于后穹隆扪及隆起的触痛结节或包块。

2．辅助检查

（1）超声检查：B超可确定囊肿的位置、大小、形状和囊内容物。常可探及单个或多个囊肿，囊壁较厚且粗糙不平，囊肿多与周围组织紧密粘连，囊内有细小的点状、絮状光点。

（2）腹腔镜检：是目前诊断子宫内膜异位的通用方法，特别是对盆腔检查和B超检查均无阳性发现的不孕或腹痛患者更是唯一手段，对可疑病变进行活检可以确诊。内异灶的形态多样，可分为红色、黑色和白色等病灶，在浸润深度上也有所差别。

（3）血CA125测定：中、重度内异症患者表现为CA125升高，一般为轻度升高，高于100U/ml应考虑病变浸润程度重、合并子宫腺肌病或炎症以及恶变的可能。

3．鉴别诊断

（1）盆腔炎性包块：多有急性盆腔感染和反复感染发作史，疼痛无周期性，可伴发热和白细胞增高，妇检子宫活动差，双侧附件有边界不清包块，抗炎治疗有效。

（2）卵巢恶性肿瘤：卵巢癌的发病年龄通常较

晚，早期症状隐匿，晚期出现腹痛、腹胀、腹腔积液，病情发展快，妇检可触及实性或囊实性附件包块，子宫直肠窝无痛结节。B超提示包块血流丰富，阻抗指数（RI）<0.45，CA125明显升高，诊断不明确时应及早剖腹探查。

另外，需警惕内异症本身恶性的情况，临床征象包括①囊肿直径>10cm或短期内明显增大；②疼痛节律或性质发生改变，或是于绝经后复发；③影像学提示囊肿内有实质性或乳头样成分，或病灶血流丰富；④CA125升高明显（>200U/ml）。

（3）直肠癌：当子宫内膜异位症侵犯直肠、乙状结肠而范围较广时，往往在该处形成硬块，造成部分梗阻，个别情况异位子宫内膜侵及肠黏膜引起出血，则更似直肠癌。但直肠癌患者体重减轻明显，肠出血较频，与月经无关，无痛经。肛诊时肿瘤固定于肠壁，肠壁四周皆狭窄。钡灌肠可见肠黏膜不平，钡充盈不良范围小。乙状结肠镜检查看到溃疡，出血，活检可确诊。

（4）子宫腺肌病：痛经症状与异位症相似，通常更严重，疼痛位于下腹正中，妇检子宫多球形增大，质硬，经期子宫触痛明显，两者常合并存在。

【治疗原则】 可采用药物或/和手术治疗，但除根治性手术外尚无一种理想的根治方法，药物或保守性手术均有较高的复发率，治疗应个体化。

1. 药物治疗

（1）短效口服避孕药：为一线药物，可减轻痛经并有效减少月经量，如周期性用药效果欠佳，可改用连续性用药，有望提高疗效。

（2）孕激素：单用人工合成的孕激素，通过抑制垂体促性腺激素的分泌，造成无周期性的低雌状态，还可直接对异位病灶起抗雌作用。如醋酸甲孕酮30mg qd po 或甲地孕酮 40mg qd po，连用 6 个月。

（3）促性腺激素释放激素激动剂（GnRHa）：抑制垂体 FSH、LH 的分泌，导致卵巢分泌的性激素减少，使体内的雌激素水平处于绝经期状态，起到药物去势的作用而达到治疗目的。用法为月经第 1 天皮下或肌内注射 1 针，每 28 天注射 1 次，共 3～6 次。疗程多于 3 个月，建议反向添加治疗，以缓解绝经期症状，预防骨质疏松。

（4）孕三烯酮：19-去甲睾酮衍生物，具有雄激素、抗孕激素和抗雌激素作用。月经第 1 天起口服，2.5mg/次，每周 2 次，可连续用药 3～6 个月。

2. 手术治疗　目的是明确诊断及分期；减灭和消除病灶；减轻和消除疼痛；促进和改善生育。可由腹腔镜、阴式和开腹 3 种手术路径完成，术式主要分为三大类：

（1）保留生育功能的手术：适用于年轻有生育要求的患者。行卵巢内异症囊肿剔除或盆、腹腔病灶切除术。

（2）保留卵巢功能的手术：将盆腔内病灶及子宫予以切除，以杜绝子宫内膜再经输卵管逆流种植和蔓延的可能性，但要保留至少一侧卵巢或部分卵巢以维持内分泌功能。仍有约 5% 的复发率。

（3）根治性手术：即将病灶与子宫、双附件一并切除。适用于病情重或复发者，年龄接近绝经期或无生育要求的患者。

3. 药物与手术联合治疗　可提高疗效，如术前给药可缩小病灶，降低手术难度和损伤程度，手术后给药有利于维持手术疗效，延缓复发。

三、子宫腺肌病

指子宫内膜腺体和间质存在于子宫肌层中，伴随周围肌层细胞的代偿性肥大和增生，导致痛经和不孕等一系列临床病症。

【诊断要点】

1. 临床表现　多发生于40岁以上经产妇。主要表现为月经量增多和经期延长，进行性加重的痛经。15%~40%常伴子宫内膜异位症。妇科检查可发现子宫均匀增大，质硬，常有压痛，经期时压痛明显。伴有内异症时子宫活动差。

2. 辅助检查　B超和MRI对诊断有帮助。血CA125升高有利于与子宫肌瘤相鉴别。

3. 鉴别诊断　子宫肌瘤，结节界限较清晰，通常无明显痛经和血CA125升高。

【治疗原则】　应视患者的年龄、生育要求和症状而定。

1. 药物治疗　对年轻、有生育要求以及近绝经期有手术禁忌证的患者可行GnRHa治疗，可使疼痛缓解或消失、子宫缩小，但停药后症状再次出现，子宫增大。用于内异症的其他药物均可以试用于子宫腺肌病控制疼痛症状。

2. 手术治疗　症状严重、年龄偏大而无生育要求的患者，或药物治疗无效的患者可行全子宫切除，卵巢的去留应根据患者的年龄、意愿及有无卵巢病变而定。对子宫腺肌瘤的年轻有生育要求的患者可行腺肌瘤病灶切除术，术后应行GnRHa药物治疗延缓复发、巩固手术疗效，并积极助孕。单纯病灶切除易复发。经腹腔镜骶前神经切断术亦可有效缓解痛经，有效率可达80%。

四、卵巢良性肿瘤

是最常见的妇科肿瘤，从幼女到绝经后妇女均可发病。常见的类型有卵巢成熟囊性畸胎瘤（50%）、良性浆液性囊腺瘤（20%）、良性黏液性囊腺瘤（20%）、卵泡膜细胞瘤和纤维瘤。

【诊断要点】

1. 临床表现 卵巢良性肿瘤多为单侧性，呈囊性，边界清晰，活动度好。早期肿瘤较小，常无特殊症状。如肿瘤体积增大，可有压迫症状或出现并发症而以急腹症为表现。

（1）蒂扭转：发生率约10%。卵巢肿瘤以卵巢固有韧带、骨盆漏斗韧带和输卵管为蒂，发生扭转后可出现急腹痛、恶心及呕吐等症状。盆腔检查触及肿物张力大，压痛明显。扭转时间长可导致卵巢缺血坏死，继发感染或肿瘤破裂（图4-2）。

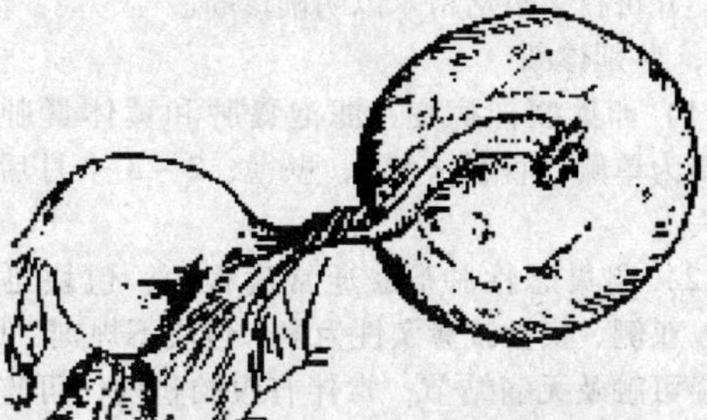

图4-2 卵巢囊肿蒂扭转

（2）破裂：发生率约3%，常因腹部受重击、性交、穿刺或扭转等引起。症状轻重不一，与破裂口大小、囊内液性质和数量有关。小囊肿或单纯囊肿破裂常症状轻微，大囊肿或畸胎瘤破裂常可导致剧烈腹痛、伴恶心呕吐，有时可出现腹腔内出血、腹膜炎及休克症状。

（3）感染：较少见，多继发于肿瘤扭转或破裂，亦可由盆腔炎、肠粘连、产后或阑尾脓肿等引起，表现为发热、腹痛、腹部包块及腹部压痛、反跳痛、腹肌紧张、WBC 计数升高等。

2. 辅助检查

(1) B 超检查：可检测肿块部位、大小、形态，判断囊实性、有无乳头和血流变化等，符合率较高。

(2) 腹部平片：若为畸胎瘤，可显示牙齿和骨质。

(3) 肿瘤标志物：良性肿瘤的肿瘤标志物常为正常，但如成熟畸胎瘤中有内外胚层成分时常可见肿瘤标志物 CA199，CEA 等轻度升高。

(4) 腹腔镜检查：可直接观察卵巢肿物、盆腹腔状况，并可行多点活检术以明确诊断。

3. 鉴别诊断

(1) 卵巢瘤样病变：滤泡囊肿和黄体囊肿最常见，多为单侧，直径 <5cm，壁薄，2～3 个月后可自行消失。

(2) 卵巢恶性肿瘤：通常病程短，包块迅速增大；以双侧、实性或囊实性为多，包块不规则、固定，后穹隆可触及无痛结节；常伴有腹腔积液，可查到瘤细胞；晚期伴有消瘦、恶病质；超声显示包块界限不清，囊肿内有乳头成分或杂乱回声；CA125 明显升高。

(3) 子宫浆膜下肌瘤或肌瘤囊性变：B 超有利于诊断。

(4) 腹膜后肿瘤：通常术中才能明确。

(5) 腹腔积液：巨大卵巢囊肿有可能误诊为腹腔积液。腹腔积液常有基础病，且腹部体征和超声表现与有囊壁包裹的囊肿有区别。

【治疗原则】 如已确诊为卵巢肿瘤，应尽早手术，以明确诊断。根据患者年龄、生育要求及对侧卵巢情况决定手术范围。手术应尽量完整取出囊肿及其内容物，以防盆腹腔内种植或播散。

1. 年轻、单侧良性肿瘤应尽量行患侧卵巢囊肿剔除，必要时行患侧卵巢切除术，尽可能保留正常卵巢组织和对侧卵巢。

2. 年轻患者、双侧卵巢良性肿瘤也应力争行卵巢囊肿剔除术，保留正常卵巢组织。

3. 围绝经期妇女可行一侧/双侧附件切除术或全子宫＋双侧附件切除术。

4. 必要时行术中冷冻病理检查，如为恶性肿瘤，宜扩大手术范围。

五、输卵管良性肿瘤

输卵管和子宫、宫颈均由胚胎期的副中肾管发育而来。凡是子宫或宫颈发生的肿瘤，输卵管亦可发生。尽管输卵管良性肿瘤临床罕见，但其种类繁多，以腺瘤样瘤相对多见，其他如输卵管平滑肌瘤、乳头状瘤及畸胎瘤等亦可见诸报道。临床表现缺乏典型的症状及体征，很难在术前明确诊断，常在手术时发现。治疗上以肿瘤切除或患侧输卵管切除术为宜。

（钟逸锋）

第六节　生殖器官恶性肿瘤

一、外阴恶性肿瘤

外阴恶性肿瘤占女性全身恶性肿瘤1%，占生殖系统肿瘤的3%～5%。多见于60岁以上妇女。以鳞状细胞癌最常见，其他病理类型有恶性黑色素瘤、基底细胞癌、前庭大腺癌、Paget病等。

（一）外阴鳞状细胞癌　鳞状细胞癌是最常见的外阴癌，占外阴恶性肿瘤的80%～90%，好发于大、小阴唇和阴蒂。

【诊断要点】

1. 临床表现

（1）主要表现为久治不愈的外阴瘙痒和各种不同形态的肿物，如结节状、菜花状、溃疡状。肿瘤合并感染或较晚期癌可出现疼痛、渗液和出血。

（2）若肿瘤转移至腹股沟淋巴结，可扪及一侧或双侧腹股沟肿大、质硬、固定的淋巴结。

2．辅助检查

（1）病理组织学检查：对一切外阴赘生物，包括菜花灶、溃疡灶、白色病灶、结节灶等均需做活体组织检查，通过病理检查明确诊断。

（2）其他：CT 和 MRI 对判断肿瘤有无盆腔淋巴结转移有一定作用，直肠镜、膀胱镜对肿瘤晚期的局部侵犯程度评估有一定作用。

3．鉴别诊断　主要需与外阴营养不良性疾病，如外阴硬化性苔藓和外阴鳞状上皮增生等疾病进行鉴别。外阴活检病理有助于明确诊断。

【治疗原则】　外阴癌以手术治疗为主，晚期可辅助放射治疗及化学药物综合治疗，强调个体化的治疗原则。

1．手术治疗　外阴癌传统的治疗方法是广泛的全外阴根治术及双侧腹股沟淋巴结清扫，有的还附加盆腔淋巴结清扫术。但传统手术的手术创伤大，因而针对不同患者选择合适的手术范围是十分重要的。对外阴病灶较小的Ⅰa 期病例，可行外阴根治性局部切除取代全外阴根治术。对间质浸润 <1mm 的早期病例，淋巴结转移率低，可免行淋巴清扫。盆腔淋巴结切除并不能使患者获益，近年倾向不再将其列入手术范围。

2．放射治疗　外阴鳞癌对放疗较敏感，但外阴组织对放射线耐受性极差，难以达到根治剂量。近年随着放疗设备及技术的改进，放疗在外阴癌治疗中的作用越来越重要，常用于：与手术配合术前局部照射，缩小癌灶再手术；外阴广泛切除术后行盆腔淋巴结照射；术后局部残余病灶或复发癌治疗；与手术联合治疗取代单纯手术治疗。

3. 化学药物治疗　多用于晚期癌或复发癌综合治疗，配合手术及放疗，可缩小手术范围或提高放疗效果。常用药物：铂类、氟尿嘧啶、阿霉素等。

（二）外阴恶性黑色素瘤　恶性黑色素瘤居外阴恶性肿瘤第二位（占2%~3%），高发年龄为60~70岁，好发于阴蒂和小阴唇。

【诊断要点】　病灶稍隆起，有色素沉着，肿瘤多为棕褐色或蓝黑色，患者常诉外阴瘙痒、出血、色素沉着范围增大。恶性程度高，5年生存率仅36%~54%。预后与浸润深度密切相关。除采用FIGO分期外，还常采用以镜下浸润深度为标准的Chung和Breslow分期。

【治疗原则】　对怀疑恶性黑色素瘤者，需做好手术准备，先做肿块切除送冷冻病理检查，确诊后立即手术。早期低危者可选用局部广泛切除术，晚期或高危组则行外阴广泛切除及腹股沟淋巴结清扫术并辅助联合化疗和免疫治疗以提高疗效。

（三）外阴基底细胞癌　不常见，发病年龄平均为58岁，常见部位为大阴唇。约20%的外阴基底细胞癌伴有其他部位原发癌瘤。

【诊断要点】　主要症状为局部瘙痒或烧灼感，病灶早期呈灰色，几乎有些半透明，位于变薄的上皮下，结节直径通常小于2cm。病灶多为单发，大体可分为表浅斑块型和侵蚀性溃疡型两种基本类型，以局部浸润扩散为特点，很少发生转移，区域淋巴结转移少于1%。病理学确诊，在外阴发现单一病灶，应检查全身除外其他部位的基底细胞癌。肿瘤生长缓慢，5年生存率为80%~95%。

【治疗原则】　以手术为主要治疗手段，采用局部广泛切除为主，复发可再次手术。

二、阴道恶性肿瘤

原发性阴道恶性肿瘤很少见，约占妇科恶性肿瘤的2%，以鳞状细胞癌最多（占85%），其他病理类型有腺癌、肉瘤、黑色素瘤和生殖细胞肿瘤。

【诊断要点】

1. 临床表现　阴道出血和分泌物异常是阴道恶性肿瘤最常见的症状。晚期肿瘤侵犯膀胱或直肠时，可出现尿频或里急后重感。妇科检查可见阴道壁肿物，可伴有感染出血。

2. 辅助检查　病理组织学检查：对有明确阴道壁肿物者，可行肿物活检，根据病理诊断确诊；没有明显病变者，可在阴道镜下对可疑病变部位取活检确诊。

3. 鉴别诊断　需注意除外其他部位恶性肿瘤转移至阴道，常见如宫颈癌、外阴癌、子宫内膜癌和绒癌。

【治疗原则】　根据分期、病灶大小、部位及与膀胱、尿道、直肠的关系制定个体化治疗方案。

1. 放射治疗　多数阴道癌最好的治疗方法是放疗。一般采用外照射结合腔内或组织内插植放疗。如累及阴道下1/3段，应将腹股沟淋巴结也包括在照射范围内。

2. 手术治疗　因邻近膀胱和直肠而不能获得足够余地，手术有一定局限性。累及阴道上段的小病灶可采用根治性子宫切除术+部分阴道切除+盆腔淋巴结清扫术。病变严重的患者，尤其是合并膀胱阴道瘘和直肠阴道瘘的患者，可选择盆腔脏器去除术。

3. 化学治疗　对阴道生殖细胞恶性肿瘤，可按照卵巢生殖细胞恶性肿瘤行化疗。

三、子宫内膜癌

子宫内膜癌是发生于子宫内膜的一组上皮性恶性肿瘤，为女性生殖道三大恶性肿瘤之一，占女性全身恶性肿瘤7%，占女性生殖道恶性肿瘤20%~30%。近年发病率呈上升趋势。子宫内膜癌根据病理又可分为子宫内膜样癌、浆液性乳头状腺癌、透明细胞癌、腺鳞癌等。

【诊断要点】

1. 临床表现

（1）阴道不规则流血：如绝经后阴道出血，未绝经者可表现为月经增多，经期延长或月经紊乱。

（2）阴道排液：多为血性或浆液性分泌物，合并感染者可为脓血性，伴恶臭。

（3）下腹痛及其他：若肿瘤累及宫颈内口，可引起宫腔积脓，出现下腹胀痛及痉挛样疼痛。肿瘤侵犯周围组织或压迫神经可引起下腹及腰骶部疼痛。

2. 辅助检查

（1）B超检查：可了解子宫大小、宫腔形状、宫腔内有无赘生物、子宫内膜厚度、肌层有无浸润及深度，为临床诊断及处理提供参考。

（2）分段诊刮术：可获得病理诊断。能鉴别子宫内膜癌和宫颈管腺癌；了解子宫内膜癌是否累及宫颈管。

（3）宫腔镜检查：可直接观察宫腔及宫颈管内有无癌灶存在，大小及部位，直视下取材活检。但膨宫压力过大可能促进癌细胞扩散。

（4）其他：MRI、CT等检查及血清CA125测定可协助判断病变范围。

3. 鉴别诊断

（1）绝经过渡期功血：主要表现为月经紊乱。经分段诊刮除外恶性病变后方可确诊。

（2）老年性阴道炎：主要表现为血性白带。查体可有阴道黏膜变薄、充血等表现。必要时可先作抗炎治疗后再作诊断性刮宫除外子宫内膜癌。

（3）子宫黏膜下肌瘤或内膜息肉：主要表现为月经过多或经期延长。B超检查、宫腔镜及分段诊刮有助于确定诊断。

（4）宫颈管癌、子宫肉瘤及输卵管癌：均可表现为阴道排液增多、阴道不规则出血。但不同肿瘤会有相应原发病灶特点，如宫颈增粗、子宫增大、附件包块等特点。分段诊刮及B型超声可协助鉴别诊断。

【治疗原则】 主要治疗方法为手术、放疗及药物治疗。早期患者以手术为主，按手术－病理分期的结果及存在的复发高危因素选择辅助治疗；晚期则采用手术、放射、药物等综合治疗。

1. 手术治疗 为首选治疗方法。手术目的在于进行全面的手术－病理分期，并同时切除癌变的子宫及其他可能存在的转移病灶。

（1）Ⅰ期的手术范围包括全子宫及双附件切除术。对以下情况之一者，应行盆腔及腹主动脉旁淋巴结清扫或取样：①低分化子宫内膜样癌；②肌层浸润深度≥1/2；③癌灶累及宫腔面积超过50%或峡部受累。

（2）Ⅱ期患者手术范围包括全子宫及双附件切除术，同时行盆腔及腹主动脉旁淋巴结清扫。

（3）Ⅲ和Ⅳ期患者手术范围同卵巢癌肿瘤细胞减灭术。

（4）对特殊病理类型如乳头状浆液性腺癌、透明细胞癌、腺鳞癌等，手术范围应与卵巢癌肿瘤细胞减灭术相同。

2. 放疗 为治疗子宫内膜癌的有效方法之一。

（1）单纯放疗：仅用于有手术禁忌证或无法手术切除的晚期内膜癌患者。

（2）术后放疗：是内膜癌最主要的术后辅助治疗。对有深肌层浸润、肿瘤分化程度差、子宫下段或宫颈受累、淋巴血管间隙受累、淋巴结转移、盆腔及阴道残留病灶的患者术后均应加用放疗。

3．孕激素治疗　对晚期或复发癌、早期要求保留生育功能者可考虑孕激素治疗。对孕激素受体阳性的患者有效率可达80%。孕激素使用以高效、大剂量、长期应用为宜，保留生育功能者一般用药3个月行诊刮评估疗效。常用药物如口服甲羟孕酮250～500mg/d，已酸孕酮500mg，肌注每周2次。

4．抗雌激素制剂治疗　适应证与孕激素相同。常用药如他莫昔芬20～40mg/d。

5．化疗　为晚期或复发子宫内膜癌综合治疗措施；也可用于术后有复发高危因素患者的治疗。常用药物包括顺铂、阿霉素、氟尿嘧啶、环磷酰胺、紫杉醇、依托泊苷等。子宫乳头状浆液性腺癌、透明细胞癌术后应给予化疗，方案同卵巢上皮癌。

四、子宫肉瘤

子宫肉瘤是来自子宫肌层、肌层内结缔组织以及子宫内膜间质等间叶组织的恶性肿瘤。可以原发于上述组织，也可继发于子宫平滑肌瘤。较罕见，占子宫恶性肿瘤的2%～5%，占女性生殖道恶性肿瘤的1%左右。恶性程度较高，预后比同期别的子宫内膜癌恶劣。发病年龄以围绝经期妇女为主，多40～60岁。病理学分类：平滑肌肉瘤（原发或继发于平滑肌瘤）、癌肉瘤、子宫内膜间质肉瘤。

【诊断要点】

1．临床表现　没有特异性，早期可以完全没有症状或症状不明显，后期可表现为阴道不规则出血、腹痛、腹部包块和压迫症状：尿频、尿急、便秘、腹胀；晚期可有血尿、血便、肺、脑、骨等转移症状和恶病质。子宫增大，宫颈口可见息肉样或肌瘤样肿块脱出，易出血；脱出的肿块可有坏死、出血、感染迹象；迅速增大的子宫肌瘤或者绝经后仍在生长的肌瘤要尤其小心！

2. 辅助检查

（1）诊刮是最重要的辅助检查手段，病理是诊断金标准。脱出宫颈口的肿物可以直接活检，根据病理进行明确诊断。

（2）B 超检查提示子宫肿瘤血流丰富、界限欠清；B 超和 MRI 都可以用来评估肌层浸润。

（3）CT 和 PET 对评估远处转移有价值。

（4）X 线胸片要重视，往往是发现肺转移的首要手段；对于 X 线胸片可疑的患者，可以行肺 CT 提高诊断肺转移的准确性。

（5）尚无有价值的肿瘤标志物。

3. 鉴别诊断　术前明确诊断较困难，主要是子宫平滑肌瘤和平滑肌肉瘤的鉴别诊断。以“平滑肌瘤”为指征进行手术的病例，术中应该常规剖视标本。提示为恶性子宫肉瘤的征象包括：肿瘤和正常子宫肌层界限不清、肿瘤剖面呈“鱼肉状”、肿瘤有出血坏死等。核分裂象、核异型性、凝固性坏死等病理学特点是诊断肉瘤的重要依据。

【治疗原则】　以手术为主的综合治疗，术后辅助放疗、化疗。全子宫 + 双附件切除为基本手术方式，不同类型的肉瘤在治疗方式上有所差异。

1. 手术

（1）平滑肌肉瘤：应行全面分期手术，范围包括：腹腔积液细胞学检查、腹膜多点活检、TAH + BSO、大网膜切除、盆腔/腹主动脉旁淋巴结切除。继发平滑肌肉瘤，瘤体 < 5cm，核分裂象 < 5/10HP，渴望生育的年轻女性，可考虑保留生育功能。

（2）癌肉瘤或未分化肉瘤：无论期别，均行全面分期手术。

(3）子宫内膜间质肉瘤：早期患者行全子宫 + 双附件切除 + 大网膜切除，部分研究支持行淋巴结切除；晚期患者行肿瘤细胞减灭术。

2. 放疗　无法耐受手术的患者可以选择放疗。平滑肌肉瘤对放疗不敏感，仅在无法手术或者术后有残留病灶时考虑使用。局限于盆腔的内膜间质肉瘤和癌肉瘤术后放疗可以控制局部复发，但是不能减少远处转移和复发，对总体预后没有改善。

3. 化疗　化疗对早期病例的生存率没有明显改善；对中、晚期病例的价值尚不明确。适用于：①不能耐受手术者；②未分化肉瘤或癌肉瘤患者；③存在子宫外病灶者；④手术后残留病灶者；⑤局部复发手术切除后；⑥无法手术切除的局部复发灶；⑦多处转移或复发者。目前常用的化疗方案是 PEI（顺铂、表阿霉素和异环磷酰胺）。

4. 孕激素治疗　仅适用于晚期（Ⅲ或Ⅳ期）以及复发性内膜间质肉瘤（仅指低度恶性内膜间质肉瘤），可用大剂量甲羟孕酮或者甲地孕酮，方案参照子宫内膜癌。

5. 其他　芳香化酶抑制剂、GnRH-a、三苯氧胺也可选用，但是效果有待观察。

五、卵巢癌

(一）卵巢上皮性癌　卵巢上皮性癌是来自卵巢上皮组织的恶性肿瘤，多见于中老年妇女，诊断年龄约 60 岁。发病率次于子宫内膜癌和宫颈癌，占女性生殖系统恶性肿瘤的第三位。恶性程度较高，不易早期发现，75% 的患者诊断时为Ⅲ期或Ⅳ期。是死亡率最高的女性生殖系统肿瘤。

发病原因不明，大约 5% 的患者有卵巢癌或者乳腺癌家族史，其发病可能和 BRCA1 或 BRCA2 基因突变有关。

组织病理学类型包括：浆液性癌（最多见）、黏液性癌、子宫内膜样癌、透明细胞癌、未分化癌、其他少见的病理类型（鳞癌、移行细胞癌等）。

【诊断要点】

1. 临床表现　早期无特异症状，晚期可出现以下症状和体征：

（1）腹胀：腹围进行性增大，多由于腹腔积液、盆腔包块增大以及胃肠道压迫引起。

（2）腹痛：可由于肿瘤生长迅速导致瘤内出血，或者肿瘤破裂，或者肿瘤扭转引起急性腹痛。当肿瘤体积增大牵拉包膜时，可有慢性腹部闷痛感。

（3）尿频：肿瘤压迫膀胱引起。

（4）食欲下降：肿瘤压迫胃肠道，或者胃肠道转移引起；也可肿瘤或机体分泌的体液因子引起。

（5）绝经后阴道出血：部分肿瘤具有分泌雌激素的功能。

（6）便血：肿瘤侵犯肠道，尤其是直肠黏膜受累时较明显。

（7）胸闷、憋气：胸腔积液引起。

（8）腹部包块：肿瘤体积较大时患者可以自行扪及下腹部包块。有时候在中腹部也可扪及质地较硬的包块，往往是呈饼状挛缩的大网膜。

（9）肠梗阻：恶心、呕吐、排气或排便消失。肿瘤压迫肠道或者发生肠系膜浸润，导致所谓“麻花肠”、“皮革肠”时多见。

2. 辅助检查

（1）经阴道超声：附件来源的囊实性或实性包块、无回声内见分隔、包块内有低阻血流信号（$RI < 0.4$）、合并腹腔积液时高度提示恶性病变。

（2）腹部CT和胸片：可见盆腔包块，以囊实性或实性为主；腹腔积液或胸腔积液；部分患者可见腹膜后淋巴结肿大。远处转移以肝转移多见。

(3) 肿瘤标志物，主要为 CA125 升高，多 > 200U/ml。黏液性癌可有 CA199 升高。

(4) 大便潜血 (+) 提示消化道受累或消化道来源肿瘤，需要胃肠造影或消化道内镜检查除外消化道肿瘤。

3. 鉴别诊断

(1) 良性卵巢上皮性肿瘤：鉴别见表 4-8。

表 4-8 良性卵巢上皮性良、恶性肿瘤的诊别

	良性肿瘤	恶性肿瘤
侧别	单侧多见	双侧多见
质地	囊性	囊实性或实性
腹腔积液	无	可有
活动性	好	差
和周围组织界限	清楚	不清楚
生长速度	慢	快
B 超血流	无或少量	丰富
直肠窝结节	无	可有
CA125	正常或轻度升高	升高明显 (> 35U/ml)
恶病质	无	晚期有
转移症状	无	可有

(2) 子宫内膜异位症：内膜异位常有痛经，经前期不规则阴道出血。CA125 多不超过 200U/ml。腹腔镜检查可以明确诊断。

(3) 结核性腹膜炎：年轻、不孕妇女多见。有低

第四章

热、盗汗、月经稀少、乏力等症状。如有肺结核史，更支持盆腔结核诊断。腹腔镜检查可以明确诊断。

（4）卵巢转移性肿瘤（库肯勃瘤）：消化道和乳腺来源多见。多双侧性、中等大小，表面光滑、实性、呈肾形。如有消化道症状或乳腺包块，更加支持诊断。

【治疗原则】 以肿瘤细胞减灭术联合化疗为主的综合治疗。肿瘤细胞减灭术的内容包括：①足够大的腹部手术纵切口；②留取腹腔积液或者腹腔冲洗液；③全面探查腹腔和盆腔，可疑转移组织活检；④筋膜外全子宫和双附件切除；⑤大网膜切除；⑥阑尾切除；⑦盆腔和主动脉旁淋巴结切除（至少达肠系膜下动脉水平）；⑧其他肉眼可见转移瘤的切除，为了达到满意减灭，可考虑行肠切除及吻合、脾切除、部分肝脏切除、膈面剥除和根治性盆腔脏器切除术。年轻有生育要求的患者，如为IA期及IC期者，可考虑保留子宫和对侧附件。初次手术后辅助治疗基本策略见表4-9。

表4-9 卵巢上皮性癌初次手术后辅助治疗的基本策略

	治疗策略
Stage Ⅰa/b，grade1	观察
Stage Ⅰa/b，grade2/3*	卡铂+紫杉烷静脉化疗（3~6疗程）
Stage Ⅰc，any grade	卡铂+紫杉烷静脉化疗（3~6疗程）
Stage Ⅱ，Ⅲ，Ⅳ，any grade#	卡铂+紫杉烷静脉化疗（6~8疗程）

*透明细胞癌为grade 3

#临床试验推荐对于进行了满意肿瘤细胞减灭术的Ⅲ期患者给予腹腔化疗

一线化疗方案主要指顺/卡铂+紫杉醇（iv）3周方案，经济条件差的患者也可考虑顺铂+环磷酰胺3周方案。

对于复发卵巢癌的治疗主要取决于化疗的敏感性以及复发瘤的特性，化疗敏感的孤立可切除病灶可行再次肿瘤细胞减灭术辅助铂类为主的单药或联合化疗，耐药型需更换二线方案（多西他赛、口服 VP16、吉西他滨、多柔比星脂质体、紫杉醇周疗、拓扑替康等）。另外，可尝试靶向治疗（贝伐单抗）和新药的临床试验。

（二）卵巢恶性生殖细胞肿瘤　这是来源于胚胎性腺的原始生殖细胞而具有不同组织学特征的一组恶性肿瘤。多见于年轻患者，恶性程度高，但对化疗敏感，且有敏感的监测指标，预后较卵巢上皮性肿瘤好。常见的类型包括未成熟畸胎瘤、无性细胞瘤、卵黄囊瘤、胚胎癌、卵巢绒癌。

【诊断要点】

1. 临床表现　多见于青少年女性，表现为迅速增大的盆腔包块，可引起腹胀、腹部膨隆，包块以单侧居多，常合并腹腔积液，肿瘤坏死可引起发热，晚期可出现恶病质。

2. 辅助检查

（1）B 超提示附件区囊实性或实性包块，血流丰富。

（2）肿瘤标志物升高：AFP——未成熟畸胎瘤、卵黄囊瘤；HCG——卵巢绒癌。

（3）CT：可评估肿瘤的局部侵犯和淋巴结转移情况。

3. 鉴别诊断

（1）良性卵巢肿瘤：生长较慢，不合并腹腔积液，肿瘤标志物正常。

（2）恶性卵巢上皮性肿瘤：多见于中、老年女性，双侧性多见，CA125 升高，而 AFP 和 HCG 不高

（3）子宫内膜异位囊肿：育龄期女性多见，单侧

或双侧性，有痛经症状，但囊肿血流不丰富，不合并腹腔积液或仅有少量腹腔积液，AFP 和 HCG 不高。

（4）盆腔炎性包块：性活跃期女性多见。包块有压痛，宫颈可有举摆痛或脓性分泌物，伴发热、血象升高，严重时可有腹膜炎体征。肿瘤标志物不高。抗炎治疗多有效。

【治疗原则】 由于患者年轻有生育要求，无论期别早晚，只要对侧卵巢和子宫未受累及，均可行保留生育功能的全面分期手术或肿瘤细胞减灭术。

化疗方案主要选择 PEB（顺铂 + 依托泊苷 + 博莱霉素或平阳霉素）或 PVB（顺铂 + 长春新碱 + 博莱霉素或平阳霉素）方案，一般术后进行 3 ~ 6 个疗程的联合化疗。肿瘤标志物阳性的患者，在肿瘤标志物降到正常后需再巩固 2 个疗程。

无性细胞瘤对放疗高度敏感，对于无生育要求的患者，可以考虑使用。

（三）卵巢性索间质肿瘤　来源于原始性腺中的性索和间质组织，占卵巢恶性肿瘤的 5% ~ 8%。常见病理类型有颗粒细胞瘤（成年型和幼年型）、恶性卵泡膜细胞瘤、中低分化支持 - 间质细胞瘤等。一般为低度恶性，而幼年型颗粒细胞瘤为高度恶性。

【诊断要点】

1. 临床表现

（1）发病年龄：成年型颗粒细胞瘤多见于围绝经期或绝经后，而幼年型颗粒细胞瘤见于青少年；卵泡膜细胞瘤和纤维瘤多见于中年女性；支持 - 间质细胞瘤多见于 30 ~ 40 岁女性。

（2）盆腔实性包块，单侧居多。

（3）内分泌功能：颗粒细胞瘤和卵泡膜细胞瘤能分泌雌激素功能，与女性化和不规则出血相关；支持 - 间质细胞瘤可分泌雄激素导致男性化表现。

辅助检查：性激素水平升高高度提示为性索间质肿瘤。

【治疗原则】 对于年轻有生育要求的患者，行保留生育功能的全面分期手术。无生育要求的患者行包括全子宫双附件切除术的全面分期手术。晚期患者行肿瘤细胞减灭术。化疗常用 PEB 或 PVB 方案，一般术后化疗 6 个疗程。

（四）卵巢转移性肿瘤 任何部位的原发性癌均可能转移到卵巢，原发瘤最常见于乳腺、胃肠、生殖道和泌尿系。库肯勃瘤（Kurkenberg tumor）即印戒细胞癌，系原发于胃肠道的肿瘤转移至卵巢，卵巢肿瘤多为双侧，中等大小，肾形，一般无粘连，切面呈胶质样。

卵巢转移瘤的处理取决于原发灶的部位和治疗情况，一般而言，切除子宫和双附件即可。

六、输卵管癌

原发性输卵管癌较少见，占女性恶性生殖道肿瘤的 0.5% 左右。其来源目前认为和卵巢癌一样，也是来自苗勒氏管上皮，生物学特性和治疗均与卵巢癌相似。最常见的病理学类型为浆液性癌，其次为子宫内膜样癌以及其他少见的病理类型（如移行细胞癌，未分化癌等）。

【诊断要点】

1. 临床表现 发病年龄多为 40～60 岁，平均年龄约 55 岁；30%～40% 的患者曾有不育史；早期无明显症状，晚期可出现腹痛、阴道排液和盆腔包块的所谓“输卵管癌三联征”，但只有 15% 的患者有此三联征。其他临床表现与卵巢癌十分相似，术前诊断率极低。涉及不同形式的阴道排液，均应警惕输卵管癌的可能。

2. 辅助检查

（1）阴道细胞学检查提示不典型腺细胞，以诊断性刮宫除外子宫内膜癌和宫颈癌，则输卵管癌的可能性增大。

（2）诊断性刮宫：以不规则阴道出血或绝经后阴道出血为诊刮指征者，如果诊刮阴性，结合其他辅助检查考虑输卵管癌可能。

（3）腹腔镜检查：直视下获得病理诊断并且明确播散范围。但是晚期和卵巢癌难以鉴别。

（4）影像学检查：B超、CT和MRI可以评估附件包块的大小、有无腹腔积液、腹膜后淋巴结转移情况以及远处脏器受累情况。

（5）CA125：敏感性和特异性均有限，可用于监测治疗效果以及早期提示复发征象。

3. 鉴别诊断

（1）附件炎性包块：主要是和输卵管积水以及输卵管卵巢囊肿鉴别。急性炎症时有腹痛、发热、宫颈脓性分泌物、血白细胞增多的急性炎症表现，不难鉴别。慢性炎症时，如果患者有阴道排液需考虑输卵管癌诊断。手术中发现膨大的输卵管有实性成分需送冷冻病理明确诊断。

（2）卵巢肿瘤：一般难以鉴别，特别是晚期患者。卵巢肿瘤多无阴道排液。良性卵巢肿瘤一般表面光滑，活动性较好。而输卵管癌的包块多固定，表面可有结节感。恶性卵巢肿瘤和输卵管癌术前鉴别困难，术中探查发现包块位于输卵管而卵巢大小正常可明确诊断，但是广泛转移时和卵巢癌无法鉴别。

（3）子宫内膜癌：早期患者多见，一般没有附件包块。诊刮可以鉴别。晚期输卵管癌侵犯子宫内膜或者晚期内膜癌扩散到附件时难以鉴别。

【治疗原则】 与卵巢上皮性癌相同。

（汤萍萍　彭　澍）

第七节　妊娠滋养细胞疾病

一、葡萄胎

葡萄胎（hydatidiform mole，HM）是滋养细胞疾病中最常见的类型，属良性滋养细胞疾病，以绒毛间质水肿变性和滋养细胞不同程度的增生为特征，外观呈许多水泡聚集如葡萄状，因此而得名。葡萄胎的特点是病变局限于子宫腔内，既不侵入肌层，也不发生远处转移。

【诊断要点】

1. 临床表现

（1）停经和阴道流血：停经后的不规则阴道流血是葡萄胎最早出现也是最常见的症状，发生率约为98%以上。

（2）妊娠剧吐和妊娠高血压疾病：妊娠剧吐的发生较正常妊娠为早，且更为严重，但发生妊娠剧吐的占10%~20%。正常妊娠时，妊娠期高血压疾病征象多发生于妊娠的晚期，而在葡萄胎妊娠时，则发生在妊娠早期之末或妊娠中期之初。

（3）子宫异常增大：几乎半数葡萄胎患者的子宫大于相应孕周，约1/4病例子宫小于相应孕周，其余患者子宫大小与孕周一致。子宫大小不能单纯用做葡萄胎的诊断依据，如有异常增大，则有助于诊断；没有异常增大，亦不能排出葡萄胎的可能。

（4）黄素化囊肿：葡萄胎患者由于大量HCG的刺激，可发生一侧或双侧卵巢黄素化囊肿。

（5）甲状腺功能亢进：发生率为3%~10%，当葡萄胎排出后，所有症状及实验室检查指标均迅速恢复正常。

（6）腹痛：不常见，如子宫增大过快，则可出现下腹异常不适、发胀或隐痛；当葡萄胎自然排出时，可因子宫收缩而出现阵发性疼痛。

（7）其他：因反复长期阴道流血，可以继发感染和贫血。

2. 辅助检查

（1）超声检查：是术前诊断葡萄胎的指标之一。完全性葡萄胎时，超声下可见子宫增大，宫腔内充满密集的大小不等的蜂窝状液性暗区，形如雪花纷飞，又称之为“雪花征”，缺乏胎儿和胎盘结构的回声。部分性葡萄胎的超声下可见宫腔内正常妊娠囊结构，部分胎盘绒毛呈蜂窝状改变，可见大小不等圆形液性暗区，异常胎盘与正常胎盘之间有一定分界。CDFI 显示子宫肌壁内血流增加，血流阻力下降，可记录到低阻力的动脉性频谱，RI 值为 0.35 ±0.10。

（2）血清 HCG：正常妊娠时，血清 HCG 测定呈双峰曲线，至妊娠 70 ~ 80 天达到高峰，中位数多在 10 万 mIU/ml 以下，最高值可达 20 万 mIU/ml。达高峰后迅速下降，34 周时又略上升呈小高峰，至分娩后 3 周转为正常。而葡萄胎妊娠时，血清 HCG 水平异常升高，明显高于正常妊娠，常常超过 20 万 mIU/ml，甚至达 10 万 mIU/ml 以上。

（3）病理检查

1）大体：①完全性葡萄胎：宫腔全部为大小不等之水泡（即：水肿的胎盘绒毛）所填充，直径数毫米至 3cm，壁薄，水泡间有细蒂相连，形如葡萄样外观；②部分性葡萄胎：除了有多少不等的水泡外，尚可见正常绒毛，此外尚可见胚胎组织，如脐带、羊膜囊等，甚至可以见到完整的胎儿。

2）镜下：①完全性葡萄胎：A 滋养细胞增生；B 绒毛间质不同程度的水肿；C 间质血管稀少或消失；②部分性葡萄胎：有部分正常的绒毛，病变的绒毛水肿同完全性葡萄胎，间质中可见毛细血管，血管中可见有核红细胞，滋养细胞增生较轻。

3．鉴别诊断

（1）自然流产：尤其是那些与卵子萎缩相关者，可以存在无血管的水肿绒毛，并伴有滋养细胞增生。但绒毛水肿一般不明显，无液池，肉眼无法看到；滋养细胞增生通常为轻度，没有细胞异型性。

（2）正常妊娠：在正常妊娠的极早期，滋养细胞有正常的增生，其增生呈极性形式，即：按照植入方向生长，而在葡萄胎中则见到杂乱的周边增生。

（3）完全性和部分性葡萄胎的鉴别：见表4-10。

表4-10　完全性葡萄胎和部分性葡萄胎的主要特点

	完全性葡萄胎	部分性葡萄胎
阴道流血	++++	++++
妊娠期高血压疾病	++	++
甲状腺功能亢进	+	少见
β-HCG＞10万mIU/ml	+++居多	+少
子宫增大	++	+
黄素囊肿	++	–
囊泡	普遍	局限
胎儿或胎膜	无	有
显微镜检	绒毛普遍水肿肿胀，滋养细胞增生、间变，无胎儿血管	绒毛局限性水肿肿胀，局灶性滋养细胞增生，存在胎儿血管、绒毛扇状皱褶及滋养层包涵体
核型	46，XX/46，XY	69，XXY/69，XXX/69，XYY
潜在恶性	有	有

第四章

【治疗原则】 治疗前应行胸片或肺CT检查，如已发现肺转移，则应按后面章节所述的转移性妊娠滋养细胞肿瘤进行处理。

1. 葡萄胎妊娠的清除 葡萄胎一经诊断，应尽早清宫。

（1）术前：配血、开放静脉通路、阴拭子培养。

（2）术中：充分扩张宫颈，选用8号吸管吸宫+卵圆钳钳夹，子宫小于妊娠12周者，应争取一次清宫干净，大于12周者，可1周后行二次清宫术。

（3）术后：检查清出物的数量、葡萄粒的大小、出血量并详细记录，宫腔内吸出物与宫壁刮出物分送病理。

2. 黄素化囊肿的处理 葡萄胎清除后，大多数黄素化囊肿均能自然消退，无需处理。除非发生扭转，在尝试超声引导下穿刺后，腹痛仍不缓解，可能需要急诊手术。

3. 预防性化疗 指征包括：①年龄>40岁；②子宫明显大于停经月份；③血HCG>10^5mIU/ml；④黄素化囊肿直径>6cm；⑤重复性葡萄胎；⑥无法定期随诊。一般采用单药化疗，清宫前2～3天开始，清宫后继续完成该疗程。如一疗程后HCG尚未恢复正常，应给予多疗程化疗，直至HCG完全降至正常为止，不需巩固化疗。具体方案如下：

（1）氟尿嘧啶（5-FU）：5-FU 28～30mg/(kg·d)+5% GS 500ml iv drip qd 持续8～10小时匀速滴注。8～10天1疗程，间隔12～14天。

（2）更生霉素（KSM）

1）KSM 500μg+5% GS 200ml iv drip qd。5天1疗程，间隔10～12天。

2）KSM 8～10μg/(kg·d) +5% GS 200ml iv drip

第四章

qd。8 天 1 疗程，间隔 12 ~ 14 天。

（3）甲氨蝶呤（MTX）：

MTX 1 ~ 2mg/(kg · d) + NS 4ml im qod（d1，3，5，7 用）

CVF 0.1 ~ 0.2mg/(kg · d) + NS 4ml im qod（d2，4，6，8 用）

化疗期间用小苏打（碳酸氢钠）碱化尿液（1g po qid），记尿量、测尿 pH 值，每日尿量应 > 2500ml，尿 pH > 6.5。8 天 1 疗程，间隔 2 周。

二、妊娠滋养细胞肿瘤

妊娠滋养细胞肿瘤包括：侵袭性葡萄胎、绒癌、胎盘部位滋养细胞肿瘤和上皮样滋养细胞肿瘤。

（一）侵袭性葡萄胎　基本上均继发于良性葡萄胎，它和良性葡萄胎的主要区别在于病变突破了宫腔的局限，侵入肌层或转移至其他器官。

【诊断要点】

1. 临床表现

（1）葡萄胎排出后，阴道不规则出血。

（2）子宫增大。

（3）阴道紫蓝色结节：见于阴道转移者。

（4）咯血：可见于有肺转移患者。

（5）合并脑转移者，可见头痛、抽搐、偏瘫、昏迷等神经系统症状。

2. 辅助检查

（1）血或尿内 HCG 测定：在葡萄胎清宫术后 8 ~ 12 周仍持续阳性或一度阴性又转阳性，则应考虑有三个可能：①残余葡萄胎；②有较大的黄素化囊肿存在，囊内贮存大量 HCG 而排出较慢；③葡萄胎恶变。在除外前两种原因后可以诊断侵袭性葡萄胎，此外，血清游离 β-HCG/HCG 比值较高，恶变的可能性明显增加。

（2）超声检查：侵袭性葡萄胎具有亲血管性特

点，一旦病灶侵袭子宫肌层，超声检查常可发现广泛的肌层内肿瘤血管浸润及低阻性血流频谱。

（3）盆腔动脉造影：①子宫动脉扩张、扭曲，子宫肌壁血管丰富，病灶部位出现多血管区；②子宫肌层动静脉瘘出现；③出现“肿瘤湖”征象，即造影剂大量溢出血管外，形成边缘整齐均匀的片状影；④造影剂滞留，呈头发团样的充盈，又称肿瘤着色；⑤卵巢静脉扩张。

（4）胸片或肺CT：有肺转移者，可见肺内有小圆形转移阴影。

（5）病理诊断：侵袭性葡萄胎的病理诊断标准主要为肉眼或镜下见到葡萄胎组织侵入子宫肌层或血管。

3. 鉴别诊断　详见绒毛膜癌部分。

【治疗原则】

1. 化疗　为最主要的治疗方法。

（1）单药化疗：主要用于病灶局限于子宫及低危患者，同葡萄胎的预防性化疗（详见上文）。

（2）联合化疗：用于高危患者。

1）5-FU + KSM方案：5-FU 26mg/(kg·d) + 5% GS 500ml iv drip qd，持续8小时匀速滴注；KSM 6μg/(kg·d) + 5% GS 200ml iv drip qd，持续2小时匀速滴注，8天1疗程，疗程间隔为3周。

2）5-FU + AT-1258方案：5-FU用量同上；AT-1258 0.6mg/(kg·d) + NS 30ml iv慢推qd，8天1疗程，疗程间隔为3周。

3）KSM + AT-1258方案：KSM及AT-1258的用量及用法均同上。8天1疗程，疗程间隔为3周。

4）5-FU + KSM + AT-1258 + VCR方案：5-FU、KSM及AT-1258用量及用法均同上。VCR 2.0mg，稀释于30ml生理盐水，在用上述化疗药物前3小时静脉推注，且仅在化疗第1天用该药，5天1疗程，疗程间隔为3周。

5）5-FU + KSM + VP-16 + VCR 方案：5-FU 按 850mg/（m^2·d），KSM 按 200μg/（m^2·d），VP-16 按 100mg/（m^2·d）。VCR 2.0mg，稀释于 30ml 生理盐水，在用上述化疗药物前 3 小时静脉推注，且仅在化疗第 1 天用该药，5 天 1 疗程，疗程间隔为 3 周。

6）EMA/CO 方案：这一方案由两部分组成，其用法和剂量见表 4-11。应用该方案时应注意以下几点：由于 MTX 全部由肾排泄，本方案所用 MTX 量较大，故用药前必须明确肾脏功能良好；化疗期间应保证每天尿量大于 2500ml。同时应保持尿液碱性，可口服小苏打（1.0 po qd）；如用 EMA 后，副作用太重，则可省去 CO 部分。间隔 10 天后可进行下一疗程。

7）EMA/EP 方案：常用于对以 5-FU 为主的联合化疗方案或 EMA/CO 方案耐药患者。其中第一部分（EMA）用法用量同 EMA/CO 的第一部分，第二部分（EP）见表 4-12。

2．手术治疗　通常需要与化疗相配合，术前 2～3 天开始化疗，手术后再继续用药至完成一疗程。适应证包括：

（1）当原发病灶或转移瘤大出血（如子宫穿孔、肝脾转移瘤破裂出血等），经保守治疗无效，常需立即手术切除出血器官，以挽救患者生命。

（2）对年龄较大且无生育要求的患者，为缩短治疗时间，经几个疗程化疗，病情稳定后，可考虑进行子宫切除术。

（3）对于子宫或肺部病灶较大，经多疗程化疗后，血 HCG 已正常，而病变消退不满意者，亦可考虑手术切除。

（4）对于一些耐药病灶，如果病灶局限（如局限于子宫或局限于一叶肺内），亦可考虑在化疗的同时辅以手术切除。

表 4-11　EMA/CO 方案及用药方法

用药时间	药物名称	药物剂量	用药方法
第1天	VP-16	100mg/m^2	溶于300ml生理盐水，静脉点滴1小时
	KSM		
	MTX	500μg	溶于200ml 5%葡萄糖液，静脉点滴1小时
		100mg/m^2	溶于20ml生理盐水，静脉推注或动脉灌注
		200mg/m^2	溶于1000ml生理盐水，静脉持续点滴12小时或动脉持续点滴
第2天	VP-16	100mg/m^2	溶于300ml生理盐水，静脉点滴1小时
	KSM		
	CF	500μg	溶于200ml 5%葡萄糖液，静脉点滴1小时
		15mg	MTX给药后24小时开始肌内注射，每12小时1次，共4次
第8天	VCR	2mg	溶于30ml生理盐水，静脉推注
	CTX		
		600mg/m^2	溶于500ml生理盐水，静脉点滴1小时
第15天			重复下一疗程

表 4-12　EP 方案

用药时间	药物名称	药物剂量	用药方法
EMA同前（第1天，第2天）			
第8天	VP-16	150mg/m^2	溶于300ml生理盐水，静脉点滴1小时
	DDP	75mg/m^2	溶于500ml生理盐水，静脉点滴1小时
第15天			重复下一疗程

3. 放射治疗　主要用于脑转移和肝转移的全脑和全肝照射。

（二）绒毛膜癌　绒毛膜癌按照其是否继发于妊娠可以分为妊娠性绒毛膜癌和非妊娠性绒毛膜癌，临床上较为常见的多为妊娠性绒癌，它可以继发于各种类型的妊娠，包括：葡萄胎、足月分娩、早产或流产，甚至异位妊娠。非妊娠性绒癌又称为原发性绒癌，是绒毛膜癌中较为少见的类型，与妊娠无关，因此可以发生于任何年龄，包括未婚育的女性，甚至男性均可以发病。

【诊断要点】

1. 临床表现

（1）阴道不规则流血：葡萄胎清宫后、产后或流产后，发生不规则阴道流血，量多少不定，甚至有反复发生大出血者，长期阴道流血可以继发贫血、感染。

（2）转移灶表现：①阴道转移破溃出血可发生阴道大出血，检查阴道可见有一个或数个大小不一的转移结节，以阴道前壁或尿道下为多见；②肺转移，患者可有咯血、胸痛及憋气等，胸片可出现转移阴影；③脑转移可出现头痛、喷射性呕吐、抽搐、偏瘫以及昏迷等；④肝和脾转移可出现肝脾肿大以及上腹闷胀或黄疸等，破溃时并可出现腹腔内出血，形成急腹症；⑤消化道转移可出现呕血及柏油样大便；⑥肾转移可以出现血尿等。严重者一处出血即可致患者死亡，但最常见的死亡原因则为脑转移。

（3）查体可发现子宫增大、柔软，形状不规则；有时可发现宫旁两侧子宫动脉有明显搏动，并可触及类似猫喘样的血流搏动感，为宫旁组织内动静脉瘘的特征性表现。

（4）恶病质：肿瘤在体内多处破坏，大量消耗，可使患者极度衰弱，出现恶病质，这也是患者死亡原因之一。

2. 辅助检查

(1) HCG 测定：一般足月产或流产后血 HCG 在 1 个月内即转为阴性，葡萄胎排出后 2 个月 HCG 亦应转阴。如果超过上述时间，血 HCG 仍为阳性，或一度正常后又转为阳性，在除外胎盘残留、不全流产或残余葡萄胎的情况下，应考虑是否有绒癌的可能。

(2) 胸片或肺 CT 检查：见有转移阴影或出现其他脏器转移者，结合 HCG 改变，基本上可以作出绒癌的诊断。

(3) 盆腔动脉造影：表现缺乏特异性，同侵袭性葡萄胎（详见上文，略）。

(4) 病理检查：在子宫肌层或其他切除的器官中见有大片坏死和出血，在其周围可见大片生长活跃的滋养细胞，并可侵入血管，肉眼及镜下均见不到绒毛结构。

3. 鉴别诊断　由于绒癌和侵袭性葡萄胎在很多临床表现上均无明显差异，故鉴别主要依据肉眼及镜下是否见到绒毛结构。凡在标本中肉眼或镜下找到绒毛结构或葡萄胎组织者为侵袭性葡萄胎；反之，如肉眼或镜下只见大片散在的滋养细胞，而不见绒毛或葡萄胎结构，才可诊断为绒毛膜癌。

对于没有接受手术治疗、无病理标本者，鉴别主要依据病史。继发于产后或流产后的为绒癌，而继发于葡萄胎后的，则以发病时间进行鉴别：一般在葡萄胎排出后 1 年之内发病者诊断为侵袭性葡萄胎，超过 1 年发病者，则诊断为绒毛膜癌。

【治疗原则】　同侵袭性葡萄胎（详见上文，略）。

（三）胎盘部位滋养细胞肿瘤（placental site

trophoblastic tumor，PSTT） PSTT 是 GTN 中较为少见的类型，肿瘤由形态单一的中间型滋养细胞组成，可以继发于各种类型的妊娠，包括：足月产、流产、异位妊娠和葡萄胎等，也可以和上述各种妊娠同时合并存在。

【诊断要点】

1. 临床表现

（1）停经和不规则阴道流血：是最常见的症状。

（2）子宫增大：当肿瘤弥漫性浸润子宫壁时，子宫均匀性增大，而局限性肿块常导致子宫不规则性增大。

（3）子宫穿孔：肿瘤穿透子宫肌层及浆膜层，可导致自发性穿孔。因 PSTT 的血供丰富，子宫穿孔常伴有严重的腹腔内出血，危及患者生命，常需急诊手术治疗。

（4）肾病综合征：约 10% 的 PSTT 患者会并发肾病综合征，子宫切除后肾病综合征自行消失。据推测肾病综合征的发病机制可能是由于肿瘤释放某些促凝物质激活了凝血系统导致 DIC，使体内纤维蛋白裂解产物增多，形成免疫复合物沉积于肾小球、引起肾小球滤过膜的破坏所致。

（5）体内激素水平变化引起的症状：较少见，如高催乳素血症导致的溢乳、红细胞增多症、蜘蛛痣、男性化等，可作为肿瘤的伴发症状出现，并在肿瘤切除后消失。

（6）转移：15%~20% 的 PSTT 患者可发生转移，多经血或淋巴转移，并可有相应转移灶的症状。

2. 辅助检查

（1）血清学：PSTT 主要由中间型滋养细胞组成，仅能分泌少量 HCG，因此血清 HCG 的水平一般较其他类型 GTN 低，血清 HPL 的水平一般也不太高。

（2）病理检查

1）大体：分为三型：①结节、息肉型；②肿块型；③弥漫浸润型。

2）镜下：过度的中间型滋养细胞活性是 PSTT 最重要的诊断标准。肿瘤主要为形态单一的中间型滋养细胞组成，呈束状、团状或针状浸润渗透至子宫肌束之间。无绒毛结构，见不到典型的细胞滋养细胞和合体滋养细胞，可见少量的双核或多核细胞。

3）免疫组化染色：虽然血清中 HPL 水平并无明显升高，但大部分 PSTT 肿瘤细胞的 HPL 免疫组化染色呈阳性。

（3）影像学检查

1）超声检查：主要表现为肌层内多个囊性的结构或类似子宫肌瘤的回声，并在囊性区域内有血流信号。当肿瘤区有大的囊性病变，尤其当直径 > 3cm，且有显著的低阻血流时，PSTT 的可能性极大。

2）核磁共振：MRI 能显示超声未能发现的病变，在评估子宫外肿瘤的播散、肿瘤的血供及分期上具有举足轻重的作用。

3）X 线、CT 和 PET：对于疾病本身的诊断无明显意义，但有助于发现转移病灶。

4）血管造影术：缺乏特异性，无法与其他 GTN 鉴别。

3. 鉴别诊断

（1）正常胎盘部位反应：正常胎盘部位反应保持胎盘床的特点，以合体滋养细胞为主，子宫肌层无或浅浸润，周围有炎症反应，妊娠结束后，这种浸润和炎症反应很快消失。

（2）其他滋养细胞疾病：由于 PSTT 的血管受累程度不如其他 GTN 明显，PSTT 病灶以坏死性病变为主，而其他 GTN 则以出血性病变为主。

（3）非滋养细胞肿瘤（nGTN）：nGTN（如：生殖细胞肿瘤等）也可以分泌低水平的 HCG，需要和 PSTT 鉴别，综合 PSTT 的临床特点、HCG 水平、免疫组化染色、相邻子宫内膜的蜕膜反应和/或 A-S 反应、特别是浸润肌层及血管的特点不难与之鉴别。

【治疗原则】 由于 PSTT 对化疗不如其他 GTN 敏感，因此手术治疗是其主要治疗手段。

1. 保留生育功能的手术 适用于病灶较为局限的患者。

（1）刮宫术。

（2）子宫病灶挖除术。

2. 肿瘤细胞减灭术 用于对盆腹腔有广泛转移的患者。

3. 化疗 针对具有高危因素者：①肿瘤细胞有丝分裂指数 >5 个/10HP；②距前次妊娠时间 >2 年；③有子宫外转移病灶。首选化疗方案为 EMA-CO。

4. 放疗 一般不敏感，仅用于孤立病灶或局部复发的病例。

（四）上皮样滋养细胞肿瘤（epithelioid trophoblastic tumor，ETT） 滋养细胞可分为细胞滋养细胞、合体滋养细胞和中间型滋养细胞 3 类，中间型滋养细胞根据解剖部位的不同，又分为绒毛型、种植型和绒毛膜型 3 种亚型。ETT 是一种罕见类型的滋养细胞肿瘤，来源于绒毛膜型的中间型滋养细胞，最常发生在正常妊娠或非葡萄胎流产后。

【诊断要点】

1. 临床表现

（1）多见于育龄妇女，亦有发生于绝经后的报道。

（2）不规则阴道流血是最常见症状。

（3）部分患者伴有下腹部疼痛。

(4) 少数病例以转移症状为首发症状。

2. 辅助检查

(1) HCG：大多数水平不高或轻度升高，故诊断主要依靠病理。

(2) 病理检查

1) 大体：病灶呈分散或孤立的膨胀性结节，位于子宫肌层、下段或宫颈管，甚至可转移至阴道。切面为实性、囊性或囊实性相兼，呈浅或深棕色。

2) 镜下：由高度异型性的单核细胞组成，形态较一致，细胞境界清楚，细胞质嗜酸性或透明，核较圆，染色质细，核仁不明显，核分裂象0～9个/10HP（×40）。瘤细胞排列成巢状、索条状和团块状伴有中央嗜伊红坏死，细胞巢内有多核巨细胞，但较少。典型的病灶为滋养细胞岛被广泛坏死区及玻璃样基质围绕，呈"地图样"外观，小血管位于细胞巢中央。

3) 免疫组化：细胞角蛋白、上皮膜抗原、上皮钙黏附蛋白及表皮生长因子呈阳性表达，HLA-G呈强阳性表达。

3. 鉴别诊断

(1) PSTT：ETT与PSTT的生物学行为极相似，需与PSTT鉴别。与PSTT相比ETT的显著特点是：广泛坏死伴有营养不良性钙化，且肿瘤周围围绕嗜酸性纤维样物质，使肿瘤外观呈"地图样"，血管浸润不明显。

(2) 上皮性恶性肿瘤：ETT在细胞学和结构上有明显上皮样表现，故需与之鉴别，鉴别要点主要依靠病理检查及免疫组化染色。

【治疗原则】 手术治疗为主，首选全子宫切除术，有生育要求者可以行刮宫或局部病灶切除术，并密切随诊。术后需要辅以KSM、VP-16和甲氨蝶呤等化疗。

（赵 峻）

第八节　女性生殖器官发育异常

女性生殖道发育异常中，可单有一个部位的畸形，或同时有多个部位畸形的不同组合，临床表现多种多样。可分为三大类：①双侧副中肾管不发育；常见的有先天性无阴道，常合并无子宫或始基子宫；亦偶有合并正常子宫而宫颈闭锁者；②双侧中段副中肾管间隔可有各种不同程度的融合和缺陷，或其中一侧发育而另一侧不发育，形成许多不同类型的子宫畸形；③副中肾管末端与阴道板未融合和贯通，或阴道板未腔道化或腔化不全，常见的有阴道闭锁，阴道横隔或阴道斜隔。女性生殖道与泌尿生殖道的发育过程密切相关，因此女性生殖道畸形常合并有泌尿道畸形，如一侧肾缺如，盆腔肾，单侧双肾畸形等。

一、外生殖器发育异常

外阴发育异常多见于染色体异常时，而染色体46，XX的女性患者并不多见。在不影响正常功能情况下，多不需治疗。

（一）阴蒂肥大　阴蒂肥大约占女性外阴发育异常的50%。若染色体为46，XY，则可能为不完全性雄激素不敏感综合征的外阴异常的表现。若染色体为46，XX，新生儿即出现，可能为胎儿在子宫内受到高雄激素的影响。后天性疾病最常见的病因为先天性肾上腺皮质增生，或大量应用雄激素，后者在停药后可恢复。其他疾病包括阴蒂慢性炎症、分泌雄激素的卵巢颗粒细胞瘤等。

因此需要鉴别病因后，进行相应治疗。若阴蒂肥大明显，需要进行阴蒂整形手术。

（二）阴蒂分裂或双重阴蒂　它是身体未能在中线融合的一系列发育异常的表现之一，通常合并膀胱外翻、尿道上裂和耻骨联合缺如或分裂，这类患者阴蒂分裂距离较大。子宫通常表现为融合畸形，阴道口狭窄、较短，并且常伴有盆底发育不完整及子宫脱垂。

（三）大阴唇融合　它是由于外生殖器性分化之前，胚胎受到雄激素影响，导致尿生殖褶中部融合。胚胎接受雄激素影响越早，则发生融合程度越大。染色体46，XX的女性患者发生大阴唇融合常见于先天性肾上腺皮质增生。有时可见于婴儿时期外阴感染后阴唇粘连，检查时可见两阴唇间一条形皮肤皱褶，于此处轻轻分离即可分开。

（四）尿道直肠隔发育异常　是由于尿道直肠隔向下生长突然中止，尿生殖窦与直肠不能完全分开，直肠末端往往前移，致使尿道、阴道和直肠开口于同一穴腔，或开口于前庭成为前庭肛门，或开口于阴道成为阴道肛门。而原肛门位置仅为一微小凹陷的肛门遗迹。这些患者若直肠开口位于肛提肌以下，则可控制大便，否则大便会由阴道流出，一般无排便困难。

治疗：若三者各行其道，没有明显症状，可观察。也可在年龄稍大时手术矫正。矫正时直肠在肛门括约肌以下者可将肛门向后移植，并修补瘘口，如有狭窄或排便困难应及时扩张开口。无法控制大便者，需要将直肠向后移位，并分离一部分臀肌纤维束或肛提肌纤维束、牵引至直肠末端、围绕其缝合。移植后需经常扩大肛门以防狭窄。

（五）阴道尿道隔发育异常　是由于阴道前庭形成过程中，尿道向下伸展，开口于阴道上缘或阴道前壁，多数位于近阴道口处。在生长发育过程中可能自行向上回复至正常位置。

治疗：若患者无症状，无需治疗。若开口于阴道深部，则需行手术矫正。

二、阴道发育异常

(一) 处女膜闭锁（无孔处女膜，imperforate hymen） 当阴道末端未能形成孔道而未与前庭相通时，可遗留一层膜，即成为无孔处女膜，也称处女膜闭锁（图 4-3）。

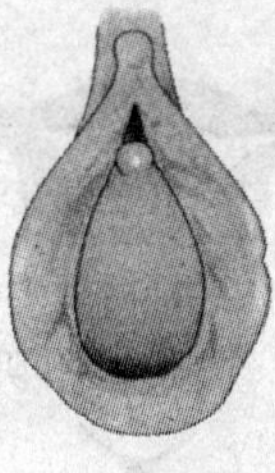

图 4-3 处女膜闭锁

【诊断要点】

1. 临床表现 月经来潮前不易发现。青春期后，第二性征发育正常而无月经初潮，伴有周期性下腹痛。当阴道积血达到一定体积时，可压迫膀胱而有尿频及排尿困难。压迫直肠可有肛门坠胀。外阴视诊可见一层蓝紫色黏膜膨突在阴道口。肛诊时在盆腔较低部位可触及一张力大的囊性包块。腹部尚可触及子宫位于囊性包块之上，压痛明显。

2. 鉴别诊断 较易确诊。但需与阴道部分闭锁鉴别。前者仅有一层蓝紫色薄膜膨隆在阴道口，穿刺可抽出陈旧性血液。后者闭锁部较厚而长，阴道口无紫蓝色膜状膨出，肛诊积血包块离阴道口有一定距离。

【治疗原则】 首先穿刺抽出陈旧血液，然后 X 形切开处女膜，排净阴道内积血，以生理盐水冲洗。剪除多余处女膜瓣。通常薄膜切开后即自行消失；膜厚时伤口切缘需要时以 3-0 线缝合止血并防止术后粘连闭合。宫腔内积血若2~3周后不能完全排出或有宫腔内感染，应扩张宫颈彻底引流。

（二）阴道闭锁（atresia of vagina）　分为两型：Ⅰ型为阴道下段闭锁，主要是窦阴道球发育障碍引起；Ⅱ型为阴道完全闭锁，是副中肾管尾段及窦阴道球均未分化发育，常合并宫颈发育异常（图4-4）。

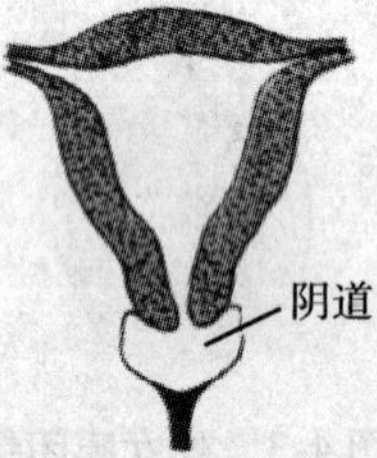

图4-4　阴道闭锁

【诊断要点】

1. 临床表现　症状与处女膜闭锁相似，青春期发病，原发闭经伴有周期性腹痛及盆腔包块。Ⅱ型阴道完全闭锁子宫发育及内膜功能稍差，症状出现较晚、程度较轻。外阴无阴道开口，黏膜表面色泽正常，亦不向外隆起，肛诊可扪及凸向直肠的包块，位置较高。

2. 鉴别诊断　处女膜闭锁、阴道横隔。

【治疗原则】　及早手术。Ⅰ型闭锁行切开后定期扩张以防挛缩。Ⅱ型闭锁行人工阴道成形术，必要时还需行宫颈成形术。

（三）先天性无阴道（congenital absence of vagina）通常合并无子宫或始基子宫，因为副中肾管中段及尾部的汇合不良，未能进一步诱导窦阴道球的发育、不能生成阴道板，造成先天性无阴道。此类患者副中肾管的头段发育为卵巢的过程不受影响。MRKH综合征（Mayer-Rokiansky-Kuster-Hauser 综合征），是先天无阴道最常见的原因。它是由于副中肾管发育障碍引起的一种女性先天性生殖道畸形，染色体检查为 46，XX，发病率 1/5000～1/4000。

【诊断要点】

1. 临床表现　先天性无阴道，始基子宫或无子宫，输卵管及卵巢正常，具有正常的女性第二性征，常伴肾、输尿管、骨骼畸形及一侧或双侧腹股沟疝。

2. 辅助检查　B 超：检查盆腔内生殖器官发育情况，尤其是子宫内膜情况。另外，需常规评估泌尿系统器官发育情况。

【治疗原则】　如子宫发育正常应尽早行人工阴道成形术，如无功能性子宫则待成年后、最好在婚前 6～12 个月行手术。

常用人工阴道成形术术式：①羊膜法；②腹膜法；③阴道黏膜法；④游离皮片法；⑤生物补片法；⑥乙状结肠代法等。

（四）阴道横隔（transverse vaginal septum）　双侧副中肾管会合后与泌尿生殖窦相连接处若未贯通，或阴道板腔道化时在不同部位未完全腔化贯通，阴道可有横隔形成。依据其发生部位可分为高位、中位、低位横隔，最常位于阴道中部或上 1/3 部。厚者约 1cm，也可很薄。隔上有孔者为不完全性横隔，较为多见，而完全性横隔很少。发病率为（1～5）/70000。较少伴有泌尿系及其他部位畸形。但患者的不孕、子宫内膜异位症和自然流产发生率增加。

【诊断要点】

1. 临床表现　若横隔位置低，则性生活不满意。隔上孔极小时，可导致经血引流不畅而长期淋漓不净，甚至继发感染。若在妊娠前未作详细阴道检查而遗漏了横隔的诊断，则分娩时可能影响胎先露下降。如横隔较坚硬时，胎头可能遇阻力而发生脑出血。

2. 辅助检查　B超和MRI有帮助。

3. 鉴别诊断　当横隔无孔且位于阴道顶端，接近宫颈时，应了解有无宫颈先天性闭锁。

【治疗原则】　切除横隔，防患局部挛缩。

（五）阴道纵隔（longitudinal vaginal septum）　阴道纵隔为双侧副中肾管融合时其纵隔未消失或消失不全所致。可分为完全性或不完全性阴道纵隔。此类畸形常合并各种类型的子宫及宫颈畸形。可有双子宫，纵隔子宫，双角子宫。

【诊断要点】

1. 临床表现　一般无症状，多因其他妇科疾病行妇科检查时发现。有的甚至是在分娩时出现胎儿先露受阻才发现。可合并子宫畸形和/或泌尿系畸形。

2. 辅助检查　B超和子宫碘油造影可能有帮助。

【治疗原则】　完全阴道纵隔将阴道一分为二，不影响性生活及妊娠者可不手术。部分阴道纵隔影响性生活或分娩时阻碍胎先露下降，应将纵隔全部切除并暴露宫颈。

（六）阴道斜隔　阴道斜隔见于双子宫、双阴道及部分阴道纵隔畸形，但其阴道纵隔末端偏离中线向一侧倾斜与阴道侧壁融合，使一侧阴道与外界相通，另一侧为阴道腔盲端。常伴有斜隔一侧的肾缺如。分为3种临床类型（图4-5）：

Ⅰ型 无孔斜隔，表现为子宫及斜隔后积血，发病年龄轻。

Ⅱ型 有孔斜隔，斜隔上有小孔道，可以引流经血但较困难，发病稍晚，但易合并感染导致隔后积脓。

Ⅲ型 无孔斜隔合并宫颈瘘管，即斜隔上无孔，但双宫颈之间有瘘道，经血引流不全，也常有积脓。

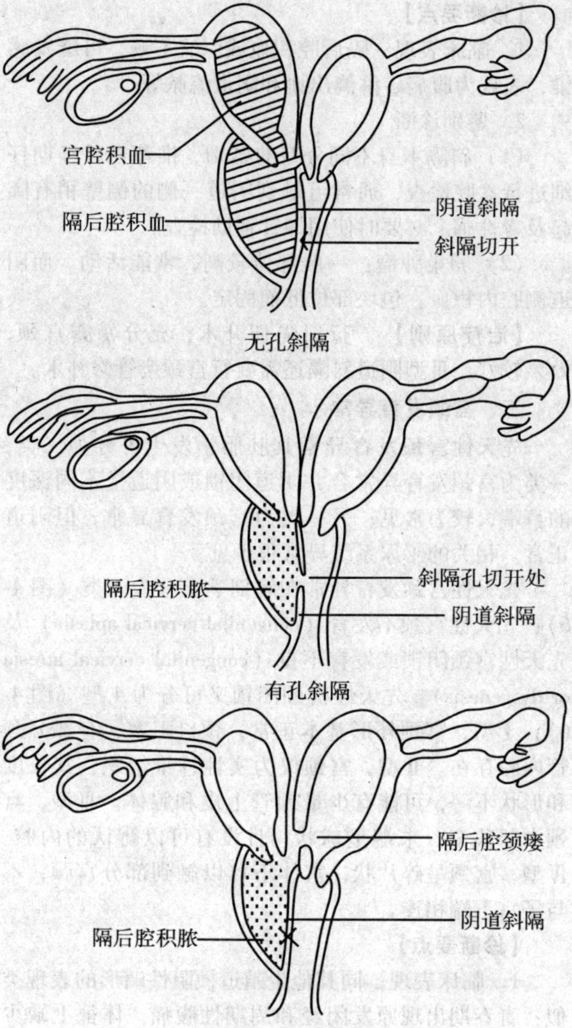
宫腔积血
隔后腔积血
阴道斜隔
斜隔切开
无孔斜隔
隔后腔积脓
斜隔孔切开处
阴道斜隔
有孔斜隔
隔后腔颈瘘
阴道斜隔
隔后腔积脓
无孔斜隔,合并宫颈瘘管

图 4-5　阴道斜隔分型

【诊断要点】

1. 临床表现　隔后腔积血或引流不畅，可继发感染，表现为腹痛、淋漓出血和阴道流脓等。

2. 鉴别诊断

(1) 斜隔本身不同分型的鉴别，推荐在月经期仔细进行盆腔检查，通常可触到阴道一侧的侧壁稍有隆起及囊性感。必要时使用探针辅助检查。

(2) 卵巢肿瘤：一般部位较高，常能活动。而阴道侧腔内积血，包块部位低而固定。

【治疗原则】　行斜隔切开术，充分暴露宫颈，效果较好。Ⅲ型阴道斜隔还需要行宫颈瘘管修补术。

三、宫颈发育异常

先天性宫颈发育异常其胚胎学发生可分为二类，一类为宫颈发育异常合并阴道闭锁或阴道呈不同深度的盲端，较为常见；另一类为宫颈发育异常，但阴道正常。相关的泌尿系统异常很少见。

先天性宫颈发育异常在解剖学上分为两类（图 4-6）：先天性宫颈不发育（congenital cervical aplasia）及先天性宫颈闭锁或发育不良（congenital cervical atresia or dysgenesis）。先天性宫颈闭锁又可分为 4 型（图 4-6）：Ⅰ型，宫颈外形基本正常，颈口阻塞，有部分颈管内腔存在。Ⅱ型，宫颈仅为实性纤维组织，其长度和形状不一，可能有少量颈管上皮和腺体。Ⅲ型，宫颈中部狭窄，末端呈球状，且没有可以辨认的内腔。Ⅳ型，宫颈呈碎片状，宫体下可以触到部分宫颈，不与子宫下端相连。

【诊断要点】

1. 临床表现　同其他生殖道梗阻性畸形的表现类似：青春期出现原发闭经和周期性腹痛。体征上缺少明显可及的生殖道下段囊肿，但可有宫腔积血、子宫内膜异位症的体征。部分伴有阴道闭锁体征。

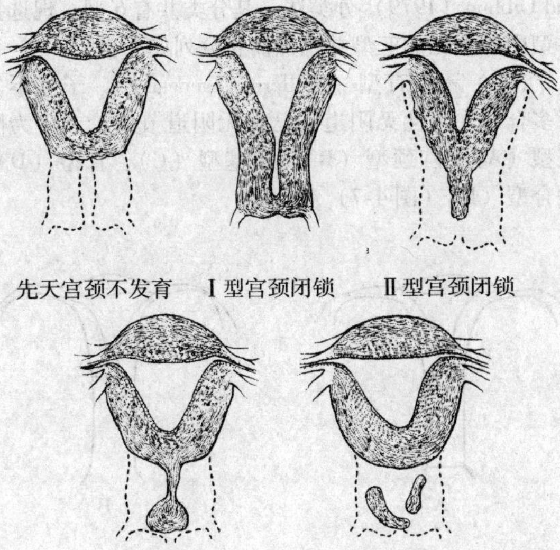

图 4-6　先天性宫颈发育异常的解剖学分类

2. 辅助检查　MRI。

3. 鉴别诊断　阴道上段横隔。

【治疗原则】　有生育要求者，可试行宫颈成形阴道贯通术，但成功率低。已有输卵管内合子移植成功妊娠的报道。无生育要求则行子宫切除术。

四、子宫发育异常

子宫是由双侧苗勒管的中段发育形成，可出现各种不同程度的发育异常而形成不同类型的子宫畸形。有报道子宫畸形在育龄女性中的发病率为 6.7%。在育龄女性和不孕患者中弓形子宫的发生率最高，而习惯性流产的患者纵隔子宫最为常见。

子宫畸形的分类有多种。临床较多采用 Buttram and Gibbon（1979）分类法。其分类共有6型，现选择各型中较多见的亚型并稍加简化分列如下：

（一）不发育型（Mullerian agenesis）　子宫不发育多合并先天性无阴道，已在无阴道节讨论。分为阴道型（A）、宫颈型（B）、始基型（C）、管型（D）、联合型（E）（图4-7）。

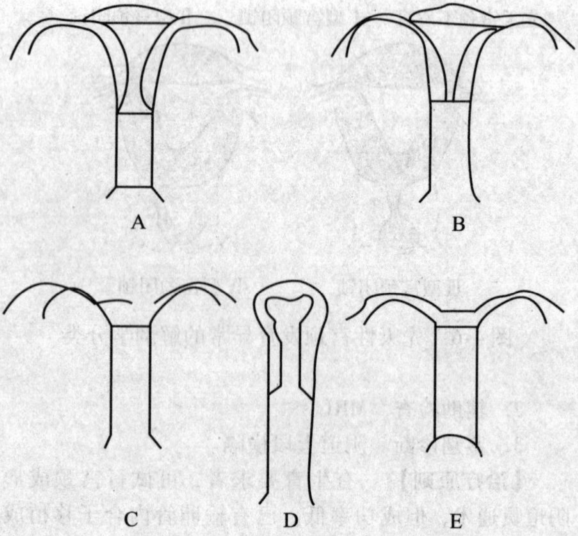

图4-7　子宫发育异常之不发育型

【诊断要点】　原发闭经；或经量少而伴痛经。检查发现子宫小而宫颈相对长。

【治疗原则】　无子宫或实性始基子宫可不处理。有周期性腹痛或宫腔积血者需手术切除。幼稚子宫主张人工周期疗法。

（二）单角子宫（unicomuate）　一侧子宫发育，另一侧不发育或发育不全而形成残角子宫。残角子宫与发育子宫有通道，或无通道而不相通。单角子宫受孕后，流产发生率33%，早产发生率17%~29%（图4-8）。

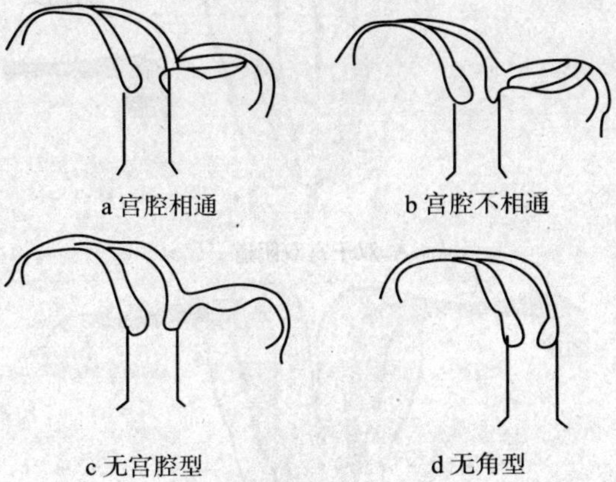

图 4-8　单角子宫

【诊断要点】

1．临床表现　残角子宫若有宫腔和内膜，又与子宫不通，则由于其经血不能引流可有痛经，甚至继发子宫内膜异位症。

2．辅助检查　B超、MRI、子宫碘油造影。

3．鉴别诊断　卵巢肿瘤。

【治疗原则】　确诊后，需手术切除残角子宫。若残角子宫无宫腔、无内膜（图4-8c），没有症状者可不处理。

（三）双子宫（didelphys uterus）　双侧均发育但未融合而形成双子宫，多无自觉症状。双子宫多合并双宫颈和阴道纵隔或斜隔。一般不用处理，如有反复流产，应除外染色体、黄体功能以及免疫等因素后行矫形手术（图4-9）。

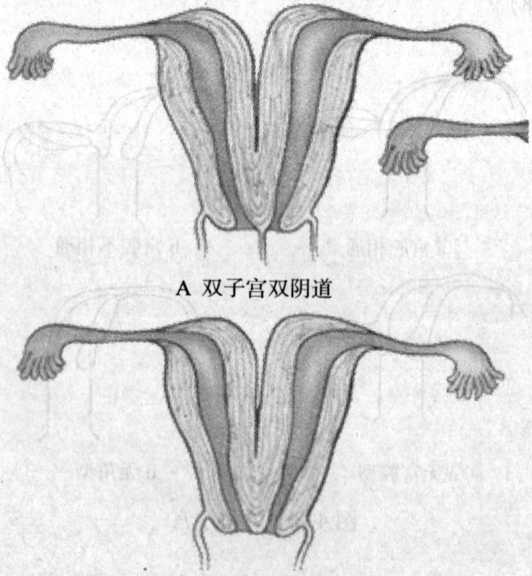

A 双子宫双阴道

B 双子宫单阴道

图4-9 双子宫

（四）双角子宫（bicornuate uterus） 双角子宫是因两侧苗勒管未完全融合，造成有两个宫腔，子宫下段和宫颈已融合为一个腔。这种畸形常伴有宫颈闭锁不全，其发生率达38%。有建议对此类畸形妊娠时，应常规行宫颈内口环扎术。处理：子宫融合的矫形手术。在各种类型的子宫畸形中，以双角子宫畸形对子宫融合的矫形手术效果最好。手术可使宫腔扩大，预防流产或早产的发生率。

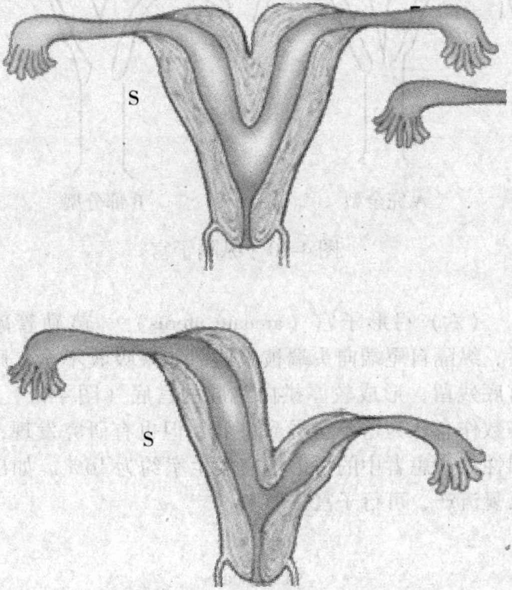

图 4-9A　双角子宫

（五）纵隔子宫（septate uterus，complete or partial）　双侧苗勒管已完全融合，只是融合后的纵隔未消失，或仅部分消失（图 4-10）。易与双角子宫混淆，双角子宫在腹腔镜或手术中观察宫底部存在凹陷，而纵隔子宫仅仅为宫底较宽或正常。在宫腔镜检查时，纵隔薄，呈膜状分隔宫腔，而双角子宫宫腔内由厚实的肌肉组织分隔。纵隔子宫的流产或早产率高，传统术式为宫底楔形切除纵隔，20 世纪 80 年代后采用腹腔镜监视下，宫腔镜切除纵隔，效果良好，成为主要手段。

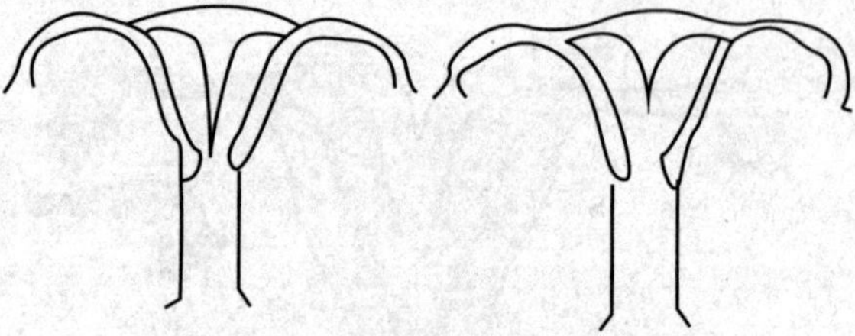

图 4-10　纵隔子宫

（六）弓形子宫（arcuate uterus）　苗勒管融合后，纵隔自尾端向头端被吸收，如果吸收不全，则在宫底残留，形成较厚拱向宫腔的宫底（图 4-11）。大多数作者认为这不会导致症状，但也有研究发现，习惯性流产患者中的弓形子宫发生率约为 16%。如出现反复流产，可行子宫整形术。

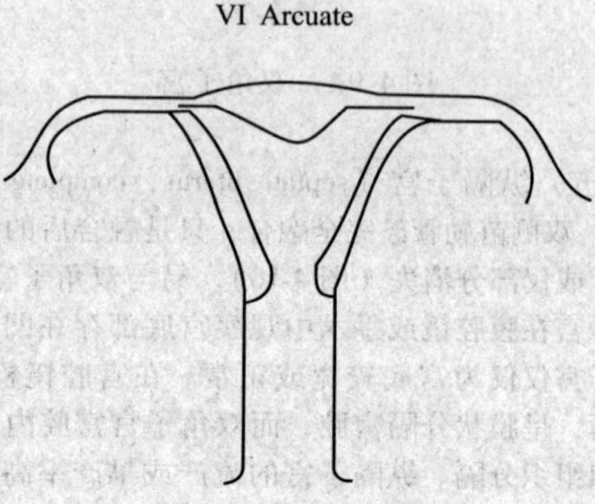

图 4-11　弓形子宫

（七）T形小宫腔　在胚胎期其母曾服用己烯雌酚（DES）者，可能出现子宫腔畸形。表现为宫腔小，T型，有时合并宫腔边缘不规则（图4-12）。DES还可导致宫颈功能不全，此类畸形的流产及早产发生率分别为27%与28%。必要时可考虑行宫颈环扎术。

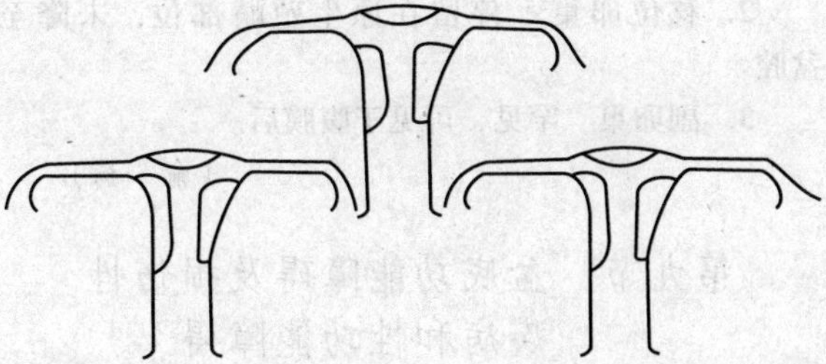

图4-12　T形小宫腔

五、输卵管发育异常

总体罕见，是副中肾管头端发育受阻所致，常合并子宫发育异常。

1. 双侧输卵管缺如，常合并先天性无子宫无阴道。

2. 单侧输卵管缺如，常合并同侧子宫缺如。

3. 输卵管发育不全，中段缺失，狭窄或阻塞。可导致输卵管妊娠。中段缺失或阻塞畸形，可行显微外科手术治疗。

4. 副输卵管，在正常输卵管以外，尚另有一根输卵管。常在手术时偶然发现，应予以切除，以防发生输卵管妊娠。

六、卵巢发育异常

因原始生殖细胞迁移受阻或性腺形成移位异常所致，有以下几种情况：

1. 卵巢未发育或发育不良　临床表现为原发闭经或初潮延迟、月经稀少和第二性征发育不良，常伴有内生殖器或泌尿系发育异常。多见于特纳综合征（Turner syndrome）。如条索状卵巢患者染色体核型为46，XY，卵巢恶变的概率高，建议切除后激素替代疗法。

2. 移位卵巢　停留在原生殖嵴部位，未降至盆腔。

3. 副卵巢　罕见，可见于腹膜后。

（俞　梅）

第九节　盆底功能障碍及损伤性疾病和性功能障碍

一、压力性尿失禁

是指正常状态下无遗尿，而在腹压突然增加情况下，尿液不自主流出。不是由逼尿肌收缩压或膀胱壁对尿液的张力压引起的，也称真性压力性尿失禁、张力性尿失禁或压力性尿失禁。

分为两型：解剖型占90%，为盆底组织松弛引起；尿道内括约肌障碍型占10%，为先天发育异常所致。

【诊断要点】

1. 临床表现　腹压增加下不自主溢尿是最典型的症状，常伴有尿急、尿频，急迫性尿失禁和排尿后膀胱区胀满感。80%压力性尿失禁患者有膀胱膨出。

2. 辅助检查　压力试验、指压试验、棉签试验和尿动力学检查等。

3. 鉴别诊断　排除急迫性尿失禁、充盈性尿失禁及泌尿系感染等。

【治疗原则】

1. 非手术治疗　用于轻、中度压力性尿失禁治疗和手术治疗前后的辅助治疗，包括盆底肌肉锻炼、盆底电刺激、膀胱训练、尿道周围填充物、α-肾上腺素能激动剂和雌激素补充治疗。30%~60%能改善症状。

2. 手术治疗

（1）悬吊带术：除治疗解剖型压力性尿失禁外，对尿道内括约肌障碍型压力性尿失禁和合并有急迫性尿失禁的混合性尿失禁也有效，治愈率90%左右。

（2）耻骨后膀胱尿道悬吊术：如Burch手术。

二、盆腔器官脱垂

女性生殖器官由于退化、创伤等因素，导致其盆底支持薄弱，生殖器官与其相邻的脏器发生移位，连锁引发其他盆腔器官的位置和功能异常，为一组盆底功能障碍性疾病，又称盆底缺陷或盆底支持组织松弛。包括子宫脱垂、阴道前后壁膨出等疾病。

（一）子宫脱垂　指子宫从正常位置沿阴道下降，宫颈外口达坐骨棘水平以下，甚至子宫全部脱出阴道口以外。常见于分娩损伤。

【诊断要点】

1. 临床表现　重度子宫脱垂患者有不同程度的腰骶部酸痛或下坠感，站立和劳累后症状明显，卧床休息后减轻。常伴排便排尿困难，便秘，遗尿，可有尿潴留和压力性尿失禁，易并发尿路感染。暴露在外的器官因为摩擦可致宫颈和阴道壁发生溃疡出血，如感染可有脓性分泌物。严重者无法还纳。盆腔检查：常伴有阴道前后壁膨出，阴道黏膜增厚角化，宫颈肥大并延长。

2. 临床分度　1981年“两病”科研协作组分期标准和盆腔脏器脱垂定量分期法（POP-Q）（参见第六章盆腔器官脱垂）。

3. 鉴别诊断　阴道壁肿物或膀胱膨出；宫颈延长；子宫黏膜下肌瘤。

【治疗原则】　应因人而异，以安全、简单和有效为原则。

1. 行为治疗　适当休息，避免重体力劳动，保持大便通畅，积极治疗慢性腹压增加的疾病。

2. 非手术疗法　盆底肌锻炼，物理疗法，放置子宫托。

3. 手术治疗　POP-Q分期Ⅲ度以上患者：建议盆底重建术。

（二）阴道前壁膨出　多因膀胱和尿道膨出所致，分娩损伤为主要原因。膀胱底部失去支持力，和膀胱紧连的阴道前壁向下膨出，在阴道口或口外可见，称膀胱膨出。尿道紧连的阴道前壁下1/3以尿道口为支点向下膨出，称尿道膨出。以膀胱膨出常见，常伴有不同程度的子宫脱垂。

【诊断要点】

1. 临床表现　重者有阴道肿物脱出，伴腰酸下坠感，可有残余尿，易发生膀胱炎。重度膨出伴有尿道膨出，常伴有压力性尿失禁，若尿道膀胱后角改变，可导致排尿困难。脱出部分反复摩擦，可发生溃疡。

2. 鉴别诊断要注意分清是膀胱还是尿道膨出亦或两者合并存在，并了解有无压力性尿失禁存在。

【治疗原则】　阴道前壁修补术，必要时加用补片，伴有中度以上压力性尿失禁时应同时行膀胱颈悬吊术或悬吊带术。

（三）阴道后壁膨出　直肠向阴道后壁中段逐渐膨出，在阴道口可见，称直肠膨出。耻尾肌纤维损伤严重可形成直肠子宫陷凹疝，阴道后穹隆向阴道内脱出，内有小肠，称肠膨出。

【诊断要点】　重者有外阴异物感、下坠感、腰酸痛、便秘排便困难。检查可见阴道后壁黏膜呈球状物膨出，多伴有陈旧性会阴裂伤。肛门检查呈盲袋。若阴道后壁有两个球状物突出时，后穹隆部的球形是肠膨出，可触及疝囊内的小肠。

【治疗原则】 有症状的阴道后壁膨出伴会阴陈旧性裂伤者，应行阴道后壁及会阴修补术，缩紧肛提肌裂隙。严重者将两宫骶韧带缝合，缩窄阴道。

（四）阴道穹隆膨出　子宫切除术后阴道穹隆顶端发生向下移位。

【诊断要点】

1. 临床表现　轻度有下坠，腰酸痛不适，重者明显凸出于阴道口外，有异物感。阴道口黏膜球状物膨出，如合并肠膨出，可触及疝囊内小肠。

2. 诊断　注意主诉、主观症状、排便习惯，结合妇科检查。

【治疗原则】

1. 非手术治疗　盆底肌锻炼和物理疗法，可放置子宫托，但效果不理想。

2. 手术治疗　根据个体情况综合判定手术方式：各种盆底重建术。

三、生殖道瘘

指由于各种原因导致的生殖器官与其毗邻器官之间形成异常通道。临床上以尿瘘又称泌尿生殖瘘为最常见，其次为粪瘘。两者同时存在称混合性瘘。

（一）尿瘘　指生殖道与泌尿道之间有异常通道，尿液自阴道排出，不能控制，多有损伤病史。常见为膀胱阴道瘘，尿道阴道瘘，膀胱尿道阴道瘘，膀胱宫颈瘘，膀胱宫颈阴道瘘及输尿管阴道瘘。根据病变程度分三种：简单尿瘘指膀胱阴道瘘瘘孔直径 <3cm，尿道阴道瘘瘘孔直径 <1cm；复杂尿瘘指膀胱阴道瘘瘘孔直径 3cm 或瘘孔边缘距输尿管开口 <0.5cm，尿

道阴道瘘瘘孔直径 >1cm；其他少见的尿瘘均归类为极复杂尿瘘。

【诊断要点】

1. 临床表现　各种情况的漏尿，局部刺激、组织炎症增生及感染和尿液刺激和浸渍，尿路感染，有15%合并闭经或月经失调。

2. 辅助检查　靛胭脂试验，膀胱镜，输尿管镜检查，静脉肾盂造影，肾图。

【治疗原则】　手术修补为主，非手术治疗仅限于损伤后 1 周内发生的膀胱阴道瘘和输尿管小瘘孔，留置尿管或输尿管导管，2~4 周可愈合。

直接损伤的尿瘘尽早手术修补，其他原因的应等 3~6 个月。

术前排除尿路感染，治疗皮炎；闭经和绝经患者术前术后口服雌激素，抗生素预防感染；术后留置尿管 10~14 天，放置输尿管导管应 1 个月，术后 3 个月禁性生活。

（二）粪瘘　肠道与生殖道之间形成异常通道，最常见为直肠阴道瘘。病因包括产伤，先天畸形，盆腔手术损伤等。

【诊断要点】。

1. 临床表现　阴道内排出粪便为主要症状。瘘孔小者阴道内无粪便，但肠内气体可自瘘孔经阴道排出。

2. 辅助检查　钡灌肠；亚甲蓝试验（亚甲蓝稀释液灌入直肠）。

【治疗原则】　手术修补。术前 3 日肠道准备，口服肠道抗生素，清洁灌肠，术后禁食 2 日后少渣饮食，软化大便。

四、女性性功能障碍

女性性反应周期中一个或几个环节发生障碍，或出现与性交有关的疼痛。要注意其发病相关因素非常多，涉及广泛。

【诊断要点】 分为性欲障碍；性唤起障碍；性高潮障碍；性交疼痛障碍。无客观的或量化的测定方法，需综合病史，性功能评估（Kaplan 等提出的女性性功能积分表），盆腔及全身检查，情感及相关问题和心理检查，实验室检查（性激素测定，阴道 pH 值，顺应性及振荡器感应域值测定，彩色多普勒对生殖器刺激前后血流变化的测定，高血压，糖尿病等全身性疾病的检查。

【治疗原则】 心理治疗；行为疗法（性感集中训练，自我刺激训练，耻骨尾骨肌锻炼，脱敏疗法）；药物治疗；原发病治疗。

（孙 鉴）

第十节 生殖内分泌疾病

一、功能失调性子宫出血

正常月经的周期为 24～35 天，经期持续 2～7 天，平均失血量为 20～60ml。凡不符合上述标准的均属异常子宫出血（abnormal uterine bleeding，AUB）。AUB 涵盖的范围较大，既包括器质性也包括功能失调性子宫出血（dysfunctional uterine bleeding，DUB）。

功能失调性子宫出血，简称功血，是非生殖器官器质性原因，非全身出血性疾病及妊娠引起的，由于生殖内分泌轴功能紊乱造成的异常子宫出血。基本的病理生理改变为中枢神经系统下丘脑－垂体－卵巢轴神经内分泌失调，或卵巢、子宫内膜或肌层局部调控功能的异常。功血可分为无排卵型及有排卵型两类，前者占 70%～80%，多见于青春期及绝经过渡期妇女；后者占 20%～30%，多见于育龄妇女。

根据功血的定义，诊断应用排除法。功血的诊断主要分三个步骤：①确定异常子宫出血的模式；②除外器质性疾病及医源性因素；③判定功能失调的环节：有排卵或无排卵。

【诊断要点】

1. 病史　包括患者的年龄、月经史、婚育史、避孕措施、是否存在引起月经失调的内分泌疾病或凝血功能障碍性疾病病史，以及近期有无服用干扰排卵的药物或抗凝药物等，还应包括已作过的检查和治疗情况。仔细询问患者的月经情况，了解不正常月经的出血类型，是鉴别功血与其他异常子宫出血的最主要依据。

根据出血的特点，异常子宫出血包括：

（1）月经过多：周期正常，经期延长（>7 天），或月经量过多（>80ml）。

（2）不规则出血：无规则周期，多为周期延长，甚至闭经，流血时间长及量多。

（3）月经过频：月经频发，周期缩短，<21 天。

（4）经间出血

1）围排卵期出血：指经期不长于 7 天，但血停数天又有出血者。一般量都很少，持续 1～3 天，可时有时无。

2）经前出血：即黄体期出血。在 BBT 下降前即有少量出血，持续天数不等；BBT 下降后出血量增多如月经，并按时停止。

3）月经期长：即卵泡期出血。指 BBT 下降或行经 7 天以上仍不停止者。

2. 体格检查　检查有无贫血、甲减、甲亢、多囊卵巢综合征及出血性疾病的阳性体征。妇科检查应排除阴道、宫颈及子宫病变；注意出血来自宫颈糜烂面局部还是来自宫颈管内。

3. 辅助检查　根据病史及临床表现常可作出功血

的初步诊断。辅助检查的目的是鉴别诊断和确定病情严重程度及是否已有合并症。

（1）全血细胞计数：确定有无贫血及血小板减少。

（2）凝血功能检查：凝血酶原时间、部分促凝血酶原激酶时间、血小板计数、出凝血时间等，排除凝血功能障碍性疾病。

（3）尿妊娠试验或血β-HCG检测：除外妊娠。

（4）盆腔超声：了解子宫内膜厚度及回声，以明确有无宫腔占位病变及其他生殖道器质性病变等。

（5）基础体温测定（BBT）：不仅有助于判断有无排卵，还可提示黄体功能不全（体温升高天数≤11天）、黄体萎缩不全（高相期体温下降缓慢伴经前出血）。当基础体温双相，经间期出现不规则出血时，可了解出血是在卵泡期、排卵期或黄体期。

（6）血激素检查：适时测定孕酮水平可确定有无排卵及黄体功能，测定甲状腺素可迅速排除甲状腺功能异常，测定催乳素及其他内分泌激素水平以利于鉴别诊断。

（7）诊断性刮宫或宫腔镜下刮宫：异常子宫出血病程超过半年、或超声子宫内膜厚度>12mm，或年龄>40岁者，首次就诊可考虑采用诊断性刮宫或宫腔镜后刮宫，以了解子宫内膜情况。

4. 诊断流程　功血的诊断应按照下列步骤进行（图4-13）：

（1）确定异常子宫出血的模式：周期、经期、经量都异常为不规则出血。经间期出血是指两次正常月经之间有点滴出血，可分为卵泡期出血、围排卵期出血、黄体期出血。

（2）除外器质性疾病：这是诊断功血的关键。功血应该与所有引起异常子宫出血的器质性疾病，包括生殖道、非生殖道、全身性疾病以及医源性出血相鉴别。少数情况下功血也可与无症状的子宫肌瘤并存。

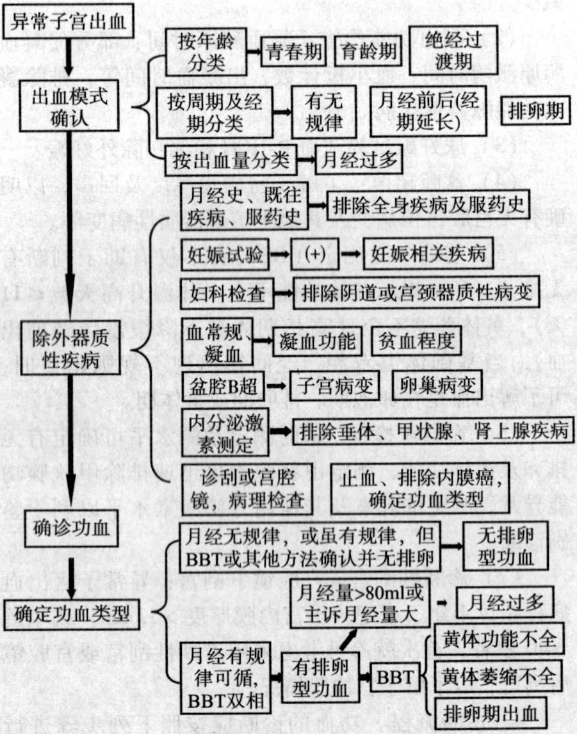

图 4-13　功能失调性子宫出血的诊断流程

（3）鉴别有无排卵及无排卵的病因：有排卵型功血与无排卵型功血的病理、生理变化及处理原则都有很大的不同。根据 BBT、出血前 5 ~ 9 天测定孕酮水平或适时取内膜进行病理检查即可鉴别。

【治疗原则】

无排卵型功血的治疗

（一）止血

1. 性激素

（1）孕激素：也称“子宫内膜脱落法”或“药物刮宫”，停药后短期即有撤退性出血。适用于血红蛋白>80g/L、生命体征稳定的患者。用法如下：

1）黄体酮：20～40mg，肌内注射，每日1次，×5天左右。

2）地屈孕酮（达芙通）：10mg，每日2次，×10天。

3）口服微粒化孕酮（琪宁）：每日200～300mg，×10天。

4）醋酸甲羟孕酮（MPA）：每日6～10mg，×10天。

（2）雌激素：也称“子宫内膜修复法”，适用于出血时间长、量多致血红蛋白<80g/L的青春期患者。用法如下：

1）苯甲酸雌二醇：初剂量3～4mg/d，分2～3次肌注。若出血明显减少，则维持；若出血量未见减少，则加量。也可从6～8 mg/d开始。出血停止3天后开始减量，通常每3天以1/3递减。每日最大量一般不超过12mg。

2）结合雌激素（针剂）25mg，静脉注射，可4～6小时重复一次，一般用药2～3次，次日应给予口服结合雌激素（倍美力）3.75～7.5mg/d，并按每3天减量1/3逐渐减量。亦可在24～48小时内开始服用口服避孕药。

3）结合雌激素（片剂）1.25mg/次，或戊酸雌二醇（补佳乐）2mg/次，口服，4～6小时1次，血止3日后按每3日减量1/3。

第四章

所有雌激素疗法在血红蛋白增加至90g/L以上后均必须加用孕激素撤退。

（3）复方短效口服避孕药：适用于长期而严重的无排卵出血。目前使用的是第三代短效口服避孕药，如妈富隆、敏定偶或达英-35，用法为每次1~2片，每8~12小时1次，血止3天后逐渐减量至1天1片，维持至21天周期结束。如血红蛋白仍低于90g/L，可酌情延长服药时间。

（4）孕激素内膜萎缩法：高效合成孕激素可使内膜萎缩，从而达到止血目的，此法不适用于青春期患者。炔诺酮（即妇康片0.625mg/片）治疗出血量较多的功血时，首剂量5mg，每8小时1次，血止2~3日后每隔3日递减1/3量，直至维持量每日2.5~5.0mg，持续用至血止后21日停药，停药后3~7天发生撤药性出血。也可用左炔诺孕酮1.5~2.25mg/d，血止后按同样原则减量。

2. 刮宫术　刮宫可迅速止血，并具有诊断价值，可了解内膜病理，除外恶性病变。对于绝经过渡期及病程长的育龄期患者应首先考虑使用刮宫术，对未婚无性生活史青少年除非要除外内膜病变，不轻易作刮宫术，仅适于大量出血且药物治疗无效需立即止血或检查子宫内膜组织学者。对于B超提示宫腔内异常者可在宫腔镜下刮宫，以提高诊断率。

3. 辅助治疗

（1）一般止血药：氨甲环酸（妥塞敏）1g，2~3次/日，或止血敏、维生素K等。

（2）丙酸睾酮：具有对抗雌激素作用，减少盆腔充血和增加子宫血张力，可以减少子宫出血量，起协助止血作用。

（3）矫正凝血功能：出血严重时可补充凝血因子，如纤维蛋白原、血小板、新鲜冻干血浆或新鲜血。

(4) 矫正贫血：对中重度贫血患者在上述治疗的同时给予铁剂和叶酸治疗，必要时输血。

(5) 抗炎治疗：出血时间长，贫血严重，抵抗力差，或有合并感染的临床征象时应及时应用抗生素。

(二) 调节周期　采用上述方法达到止血目的后，因病因并未去除，停药后多数复发，需随后采取措施控制周期，防止功血再次发生。

1. 孕激素（半周期疗法）　可于撤退性出血第15天起，使用地屈孕酮10～20mg/d×10天，或微粒化孕酮200～300mg/d×10天，或甲羟孕酮4～12mg/d，每日分2～3次，连用10～14天。酌情应用3～6个周期。

2. 口服避孕药　可很好控制周期，尤其适用于有避孕需求的患者。一般在止血用药撤退性出血后，周期性使用口服避孕药3个周期，病情反复者酌情延至6个周期。应用口服避孕药的潜在风险应予注意，有血栓性疾病、心脑血管疾病高危因素及40岁以上吸烟的女性不宜应用。

3. 雌、孕激素序贯法　如孕激素治疗后不出现撤退性出血，考虑是否内源性雌激素水平不足，可用雌、孕激素序贯法。绝经过渡期患者伴有绝经症状且单纯孕激素定期撤退不能缓解者，按《绝经过渡期和绝经后激素治疗临床应用指南》处理。

4. 左炔诺孕酮宫内缓释系统（LNG-IUS）　可有效治疗功血。原理为在宫腔内局部释放左炔诺孕酮，抑制内膜生长。

(三) 手术治疗　对于药物治疗疗效不佳或不宜用药、无生育要求的患者，尤其是不易随访的年龄较大者、及病理为癌前期病变或癌变者，应考虑手术治疗。

1. 子宫内膜去除术　适用于激素或药物治疗无效

或复发者，尤其适用于无生育要求的有排卵型月经过多患者，并可同时剔除黏膜下子宫肌瘤。

2. 全子宫切除术。

有排卵型功血的治疗

（一）月经过多的治疗

1. 药物治疗

（1）止血药：氨甲环酸（妥塞敏）1g，2～3次/日，可减少经量54%。经血量<200ml者，应用后92%经血量<80ml。无栓塞症增加报道。不良反应：轻度恶心、头晕、头痛等。也可应用止血敏、维生素K等。

（2）LNG-IUS：宫腔释放左炔诺孕酮20μg/d，有效期5年。经量减少，20%～30%闭经。副作用少，最初6个月可能突破出血。

（3）孕激素内膜萎缩法：详见无排卵型功血治疗。

2. 手术治疗　子宫内膜去除术、子宫切除或子宫动脉栓塞术。

（二）月经周期间出血（intermenstrual bleeding）治疗　建议先对患者进行1～2个周期的观察，测定基础体温，明确出血类型，排除器质性病变，再进行干预。对有生育要求的患者可行促排卵、健黄体治疗；无生育要求者可服短效口服避孕药或试行中医药治疗。

二、闭经

闭经是妇科临床一种常见的症状，不是独立的疾病。通常将闭经分为原发性闭经与继发性闭经两类。

【诊断要点】

1. 临床表现

（1）定义

原发性闭经：女性年满16岁，女性第二性征出现但月经从未来潮者，或年满14岁仍无女性第二性征发育者。

继发性闭经：月经来潮后再出现停经6个月以上，或根据自身月经周期计算停经3个周期以上者。

（2）病因：引起闭经的原因是多方面的，错综复杂的、有遗传问题、内分泌问题、免疫问题，也有受精神神经因素、肿瘤、创伤与药物影响而导致闭经。

按引起闭经的疾病性质可以分为以下六类：

1）先天性：包括性腺发育异常与生殖道畸形，如宫颈、子宫发育不全、始基子宫或缺乏有功能的子宫内膜、子宫缺如、卵巢先天发育不全或条索状卵巢.

2）创伤性：子宫内膜遭到破坏、子宫体手术切除、卵巢切除或放射线破坏，免疫性损伤等、颅底创伤累及垂体柄或下丘脑。

3）感染性：子宫内膜结核、卵巢感染、颅内感染如脑炎、脑膜炎后影响中枢对卵巢的调控。

4）内分泌失调：原发性卵巢功能异常如卵巢早衰、无反应性卵巢、卵巢内酶缺陷。垂体功能异常如单一性垂体促性腺激素缺乏症、希恩综合征、垂体性矮小症、肢端肥大症、特发性高催乳素血症等。下丘脑功能异常如单一性促性腺激素释放激素低下、Kallmann综合征、精神神经厌食症等。甲状腺、肾上腺功能异常如甲状腺功能低下、肾上腺皮质增生症等。胰岛素抵抗。

5）肿瘤：卵巢滤泡囊肿、黄体囊肿、支持间质细胞瘤、脂质细胞瘤、颗粒细胞瘤等。肾上腺肿瘤。垂体肿瘤：垂体泌乳素细胞瘤最常见。颅咽管瘤或下丘脑肿瘤压迫垂体柄，造成低促性腺激素低雌激素性闭经。

6）全身性因素：营养不良、慢性消耗性疾病、贫血、急性传染病、寄生虫病、中毒、药物都会引起闭经。此外中枢神经系统与精神因素如生活不规则、环境变化、情绪波动、剧冷刺激、极度悲伤、忧虑等影响，也会造成暂时性闭经。

（3）分类

1）按卵巢功能减退的严重程度分：Ⅰ度闭经：子宫内膜受一定雌激素作用，用孕激素后有撤药性出血，提示卵巢具有分泌雌激素功能。Ⅱ度闭经：子宫内膜未受雌激素影响，用孕激素后不出现撤退性子宫出血，提示卵巢分泌雌激素功能缺陷或停止。

2）从引起闭经主要病变涉及部位分类：分为4个水平，这一分类助于制定有效的治疗方案。可分为子宫性闭经、卵巢性闭经、垂体性闭经、下丘脑性闭经。

2. 辅助检查　已婚妇女应首先排除妊娠。

（1）评估雌激素水平以确定闭经程度

1）阴道上皮脱落细胞检查：根据脱落细胞中角化细胞所占比例了解雌激素影响程度。

2）孕激素试验：肌注黄体酮20mg每日1次共5天，停药后1周内有撤退性出血者表明体内有一定雌激素水平，为Ⅰ度闭经；停药后1～2周无撤退出血可能为两种情况，①Ⅱ度闭经，内源性雌激素水平低落；②子宫性闭经。偶有意外排卵而发生早孕者，慎重起见，可再行血HCG监测以排除。

（2）雌激素试验：每日口服结合雌激素1.25mg或戊酸雌二醇2mg，共20天，最后5～7天口服甲羟孕酮，每日10mg。停药后有撤退性出血者可排除子宫性闭经；无撤退性出血者则应再重复上述用药方法，停药仍无撤退性出血可确定子宫性闭经。

（3）激素测定

1）泌乳素（PRL）测定：必要时测定促甲状腺激素或行头颅及蝶鞍部位MRI或CT检查。

2）促性腺激素测定：区分以下情况闭经。①孕激素试验阴性者：FSH降低提示病变环节在下丘脑或垂体，可进一步行垂体兴奋试验；FSH 升高提示病变环节在卵巢，应行染色体检查，排除遗传学病因；②孕激素试验阳性者：LH > FSH，且 LH/FSH > 2 ~ 3 时多见于多囊卵巢综合征。LH、FSH 正常范围者为下丘脑功能失调性闭经。

3）垂体兴奋试验：戈那瑞林 25μg 溶于 2ml 生理盐水，静息状态下经肘静脉快速推入，注射后 30 分钟、90 分钟采血测定 FSH 和 LH。①LH 正常反应型：注射后 30 分钟 LH 高峰比基础值升高 2 ~ 4 倍；②LH 无反应或低弱反应：注射后 30 分钟 LH 无变化或上升不足 2 倍，提示垂体功能减退。如希恩综合征、垂体手术或放射线严重破坏正常组织时；③LH 反应亢进型：注射后 30 分钟 LH 高峰比基础值升高 4 倍以上，此时需测定 FSH 反应型以鉴别多囊卵巢综合征和卵巢储备功能低下。多囊卵巢综合征是 LH 反应亢进，但 FSH 反应低下；30 分钟，90 分钟 FSH 峰值 < 10IU/L。卵巢储备功能减低（卵巢功能衰退）时 LH、FSH 反应均亢进；30 分钟，90 分钟 FSH 峰值 > 20IU/L

4）其他激素测定：有肥胖或多毛、痤疮等高雄激素体征时须测定胰岛素、雄激素和 17-羟孕酮，以确定是否存在胰岛素抵抗、高雄激素血症或先天性 21-羟化酶缺陷所致的青春期延迟或闭经。

（4）其他辅助检查

1）基础体温测定：了解卵巢排卵功能。

2）子宫内膜活检：了解子宫内膜有无病变。

3）子宫输卵管造影：了解有无子宫腔和宫腔粘连。

4）宫腔镜检查诊断宫腔粘连较子宫造影精确，能发现轻度宫腔粘连。

5）超声/腹腔镜检查：对诊断多囊卵巢综合征、卵巢和肾上腺肿瘤有价值。

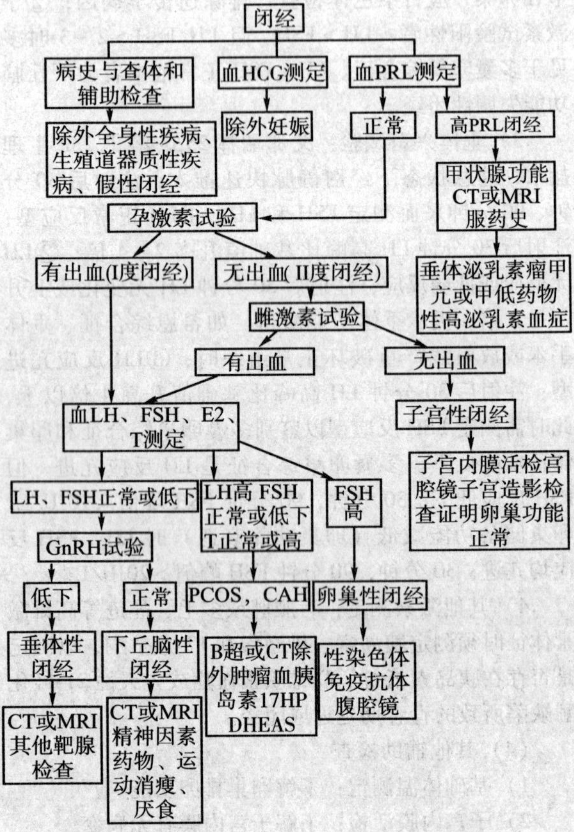

图 4-14　闭经的诊断及辅助检查流程

【治疗原则】

1. 全身治疗　积极治疗全身性疾病，提高机体素质，调整饮食，供给足够营养，保持标准体重。运动性闭经应减少运动量及训练强度。应激或精神因素引起的闭经，应进行耐心的心理治疗，消除患者精神紧张、焦虑情绪。

2. 药物治疗

（1）雌、孕激素人工周期治疗：口服结合雌激素0.625mg或戊酸雌二醇1～2mg，每个周期用21天，最后7～10天每日加用甲羟孕酮10mg。

（2）孕激素疗法：适于体内有一定雌激素水平的患者。月经后半期口服甲羟孕酮每日10mg，共10日；或肌注黄体酮每日20mg，共5日。

（3）口服避孕药。

（4）促排卵药物：有生育要求的患者需在生殖专科医生的指导和监测下用药。克罗米芬于月经第5日起，每天服用50～150mg，连续5天，一般可连续服用3～6个周期，同时检测促排卵效果，不宜长期服用。绒毛膜促性腺激素（HCG）适用于体内有一定卵泡，并有一定水平FSH及雌激素中等水平者的促排卵和健黄体。尿促性素（HMG）每支含FSH及LH各75IU，还有纯化的FSH，用于对克罗米芬效果不佳、特别是不育的功血患者和低促性素无排卵患者。GnRH用脉冲皮下注射或静脉给药，适于下丘脑性闭经。

（5）溴隐亭：多巴胺受体激动剂。通过与垂体多巴胺受体结合，直接抑制PRL分泌。无肿瘤的催乳素升高者口服每日2.5～5mg，5～6周月经可恢复。垂体泌乳素瘤患者，每日口服5～7.5mg，敏感者3个月肿瘤可明显缩小。

（6）甲状腺素：用于甲状腺功能减退引起的闭经。

（7）肾上腺皮质激素：用于先天性肾上腺皮质增生引起的闭经。

3. 手术治疗

（1）生殖道畸形：通过手术矫正切开引流障碍阻

塞部位。

（2）Asherman 综合征：宫颈扩张器或刮宫，现多用宫腔镜直视下分离粘连。术后放置宫内节育器，口服大剂量雌激素。

（3）肿瘤：卵巢肿瘤一经确诊应手术治疗。垂体肿瘤应根据肿瘤大小、部位、性质及是否有压迫症状决定治疗方案。含 Y 染色体高促性腺激素者性腺易发生肿瘤，应行性腺切除术。

4．辅助生育技术。

三、经前期综合征

经前期综合征（premenstrual syndrome，PMS）是指在经前周期性发生的躯体和精神（情感、行为）两方面的证候群，影响妇女日常生活和工作。月经来潮后可自然消失。伴有严重情绪不稳定的经前期综合征称为经前焦虑性障碍（Premenstrual dysphoric disorder，PMDD）。

【诊断要点】

1．临床表现　典型的 PMS 症状出现于经前 1 周，逐渐加重，至月经前最后 2～3 天最为严重，月经来潮后症状迅速（4 天内）减轻直至消失。

PMS 涉及 150 种症状，可分为精神和躯体两大类，每一类又可有 1 种以上的亚组，严重程度不一（表 4-13）。

表 4-13　PMS 症状分组

精神症状		躯体症状		
焦虑	抑郁	水潴留	低血糖	疼痛
精神紧张	哭泣	体重增加	头痛	肠痉挛
情绪波动	精神紊乱	肿胀	喜甜食	盆腔痛
易激惹	社交退缩	乳房胀痛	食欲增加	背痛
不安	失眠	腹胀感	疲乏	乳房痛
无耐心				

2. 诊断标准　PMS 既没有能供诊断的特定症状，也没有特殊的实验室诊断指标。诊断的基本要素是确定经前出现症状的严重性以及月经来期后缓解的情况，不在经前发生的症状不属于 PMS。

目前推荐统一采用美国精神病协会和美国国家精神健康协会的诊断标准诊断 PMDD（表 4-14）。诊断 PMDD 的要求是：表中所列Ⅱ项症状中必须有 5 项于月经前有严重的表现，而于月经来潮 4 天内缓解，持续到周期第 13 天无发作。连续 3 个周期中都存在。5 项症状中必须至少包括一项精神症状（如易怒、情绪波动、焦虑或抑郁）；许多躯体症状作为一项症状评估。

表 4-14　PMDD 诊断标准

对患者 2～3 个月经周期所记录的症状作前瞻性评估。在黄体期的最后 1 个星期存在 5 种（或）更多种下述症状，并且在经后消失，其中至少有 1 种症状必须是 1，2，3 或 4
1. 明显的抑郁情绪，自我否定意识，感到失望
2. 明显焦虑、紧张，感到“激动”或“不安”
3. 情感不稳定，比如突然伤感、哭泣或对拒绝增加敏感性
4. 持续和明显易怒或发怒，或与他人的争吵增加
5. 对平时活动（如工作、学习、友谊、嗜好）的兴趣降低
6. 主观感觉注意力集中困难
7. 嗜睡、易疲劳或能量明显缺乏

续 表

8. 食欲明显改变，有过度摄食或产生特殊的嗜食渴望
9. 失眠
10. 主观感觉不安或失控
11. 其他躯体症状，如乳房触痛或肿胀，头痛、关节或肌肉痛、肿胀感，体重增加。
这些失调明显干扰工作或学习或日常的社会活动及与他人的关系（如逃避社会活动、生产力和工作学习效率降低）
这些失调确实不是另一种疾病加重的表现（如重型抑郁症、恐慌症、恶劣心态或人格障碍）

3. 鉴别诊断　各种精神病、心肝疾病引起的水肿、特发性水肿及经前期加重的疾病。症状周期性出现是 PMS 的典型特点，而精神病在整个月经周期中症状不变，严重程度也缺乏规律性。其次，经前期加重的疾病在卵泡期也有症状，经前期加重。而 PMS 卵泡期则无症状。有与 PMS 同时出现的精神障碍的患者，均应首先由精神病学专家诊断，排除精神病后再按照 PMS 进行治疗。

【治疗原则】　必须根据该症的病理生理和精神社会学特点，设计个体化治疗方案以达到最大疗效。

1. 心理疏导。

2. 饮食　应选择①高碳水化合物饮食；②限制盐；③限制咖啡；④维生素 E、维生素 B_6 和微量元素钙、镁等。

3. 行为训练及宣教　包括运动、认知行为治疗、放松训练、生物反馈（反射学治疗）、光疗、调整睡眠周期法等。

4. 药物应用

(1) 抗抑郁药：目前是治疗 PMS 的一线药物。

1) 5-羟色胺再摄入抑制剂（SSRIs）

氟西汀：即百忧解 20mg/d，整个月经周期服用，无明显副作用。

帕罗西汀：每天 10～30mg，若超过 20mg 方能控制症状者，应于控制症状后逐渐减少剂量。

金曲林：研究剂量为每天 50～150mg，整个月经周期服用。

2) 三环类抗抑郁剂

氯丙咪嗪：每日 25～75mg 对控制 PMS 有效。

(2) 抗焦虑剂：适用于有明显焦虑及易怒的 PMS 患者。阿普唑仑：经前用药，起始剂量 0.25mg，每天 2～3 次，逐渐递增，每天 4mg 为最大剂量，一直用到月经来潮的第 2～3 天。

(3) 前列腺素抑制剂：吲哚美辛：25mg 每日 3 次。可缓解头痛、痛经。

(4) 溴隐亭：1.25～2.5mg，每日 2 次，经前 14 日起服用，月经来潮停药。主要对乳房疼痛有效。

(5) 醛固酮受体拮抗剂：安体舒通：25mg，每日 2～3 次。

(6) 达那唑：每日 200mg，能减轻乳房胀痛。副作用重，尽量少用。

(7) 促性腺释放激素类似物：有一定副作用，且费用昂贵，少用。

四、性早熟

任何一个性征出现的年龄比正常人群的平均年龄早 2 个标准差称为性早熟。儿童中性早熟的发生率大约为 0.6%，女性多于男性，约占 3/4。

根据发病机制，性早熟可分为促性腺激素依赖性性早熟（又称真性、中枢性性早熟）和非促性腺激素依赖性性早熟（又称假性、外周性性早熟）两大类；

后者又分为同性性早熟和异性性早熟。

【诊断要点】

1. 临床表现

（1）女性性早熟的临床表现：主要为第二性征过早出现及体格生长异常。8 岁以前出现第二性征（乳房发育）或 10 周岁以前月经来潮者（表 4-15）。身体的线性生长加速，但由于骨骺过早闭合，最终身材矮小，约 50% 的患者身高低于 152cm。

表 4-15　性发育 Tanner 分级

	乳房	阴毛
Ⅰ级（青春期前）	仅乳头凸出	无
Ⅱ级	乳房、乳头凸起，乳晕直径扩大 平均年龄：9.8 岁	长而稀疏，黑色，分布于大阴唇 平均年龄：10.5 岁
Ⅲ级	乳房及乳晕继续增大，两者无界限 平均年龄：11.2 岁	增粗、卷曲、颜色加深，阴阜出现稀疏毛发 平均年龄 11.4 岁
Ⅳ级	乳晕、乳头进一步凸起于乳房表面 平均年龄：12.1 岁	成年人毛发，浓密，但仅限于阴阜 平均年龄：12 岁
Ⅴ级	乳晕回降，与乳房弧度连续 平均年龄：14.6 岁	成年人毛发及分布 平均年龄：13.7 岁

（2）不同病因伴随的主要临床表现（表 4-16）

表 4-16 性早熟病因及主要伴随症状

病因	主要伴随症状
①GnRH 依赖性性早熟（>80%）	
特发性性早熟（74%）	无
下丘脑、垂体肿瘤 先天畸形，如脑积水 颅脑手术、外伤、感染等	颅压升高、神经压迫症状、癫痫等
②非 GnRH 依赖性性早熟（17%）	
卵巢肿瘤（分泌激素性）	
肾上腺肿瘤	
甲状腺功能减低	
McCune-Albright 综合征	三联征：躯干褐斑、多发性骨纤维异样增殖、一个或多个内分泌腺体增生或腺瘤引起的自主性功能亢进 卵巢—假性性早熟 甲状腺—甲亢、甲状腺肿大 肾上腺—皮质醇增多症 垂体—巨人症、肢端肥大症或高泌乳素血症

2. 辅助检查

（1）激素测定：血性激素测定及促性腺激素水平的测定。

（2）GnRH 兴奋试验：该试验一直是一项重要的诊断方法。可检查 LH、FSH 对 GnRH 反应的敏感性，若为 LH 优势反应型可肯定下丘脑垂体卵巢轴功能已经激活，为中枢性性早熟。若为 FSH 优势型反应型，不能肯定卵巢轴已被激活，应该进行随诊，观察病情变化。

(3) 骨骼发育指标及其检测：骨龄、骨矿含量及骨密度、降钙素。

(4) 盆腔 B 超。

(5) 头颅 MRI。

3. 鉴别诊断　首先分辨类型（促性腺激素依赖性或非依赖性），然后寻找病因（器质性或非器质性）（表 4-17）。

表 4-17　性早熟的鉴别诊断

性早熟种类	血促性腺激素水平	LH 对 GnRH 反应	E_2 水平	骨龄	临床特征及随诊情况
中枢性性早熟	LH 分泌增加睡眠时的脉冲分泌出现	青春已发育的形式	升高	提前	性征持续发展
滤泡囊肿	青春前水平	青春前形式	青春前水平或升高	与实际年龄相符	卵巢增大有小囊肿
分泌雌激素肿瘤	青春前水平	青春前形式	明显升高	与实际年龄相符	性征发育卵巢诊断有肿物
乳房早发育	青春前水平	青春前形式	青春前水平	与实际年龄相符	性征不发育或减退

促性腺激素依赖性性早熟特别是特发性者，会出现一系列第二性征、性激素升高、GnRH 刺激试验反应型；非促性腺激素依赖性性早熟常为性腺、肾上腺

疾病和外源性性激素所致，女孩无排卵；单纯乳房、阴毛发育者常无其他性征。

表 4-18　性早熟疾病的辅助检查结果

	性腺大小	基础FSH/LH	E_2	DHAS	睾酮	GnRH反应
中枢性	增大	升高	升高	升高	升高	增强
性腺性	增大	不高	升高	不高	可高	无反应
Albright	增大	不高	升高	可高	可高	无反应
肾上腺性	小	不高	升高	升高	可高	无反应

注：FSH：卵泡刺激素；LH：黄体生成素；E_2：雌二醇；GnRH：促性腺激素释放激素；DHAS：硫酸脱氢表雄酮

第四章

【治疗原则】　性早熟的治疗目的主要是解决以下几方面的问题：①去除病因；②阻止性成熟的进程；③使已发展的第二性征消退；④控制骨龄的过早闭合，以改善其成年身高；⑤避免或预防因性早熟带来的心理障碍；⑥正确性教育，防止与性早熟有关的社会问题，如性侵害、少儿妊娠等；⑦减少与初潮早有关的乳腺癌发病危险。因此，性早熟治疗主要包括去除病因，药物治疗和心理治疗。

1. 去除病因　停用激素，治疗肿瘤，先天性肾上腺疾病和甲状腺功能低下者行激素替代治疗。

2. 药物治疗　主要用于真性性早熟，目的是抑制卵巢分泌过多的雌激素，中止或延缓第二性征发育，抑制排卵和行经，延缓骨骺闭合，改善最终身高。

应特别指出，因药物治疗是一个长期的、花费较高的、或许有一定副作用的治疗过程，况且，并不是所有的性早熟患儿都有典型的实验室检查结果，也不是所有的实验室检查结果都有 100% 的诊断准确率。因此，做出开始药物治疗的决策不应过于草率和盲目。对诊断尚不十分明确的病例，在决定开始药物治疗前，密切观察 3 ~6 个月会是非常有帮助的。

GnRH 类似物为首选，起始剂量 50 ~ 80μg/kg，维持量为 60 ~80μg/kg。每 4 周 1 次，治疗至少 2 年，一般建议骨龄用至 12 岁时停药。醋酸甲羟孕酮、醋酸环丙孕酮和丹那唑对抑制促性腺激素分泌、抑制性激素合成、对抗雌激素、抑制性发育均有效，但不能有效控制身高增长。甲状腺激素替代治疗可治疗甲状腺功能减退引起的性早熟。

3. 心理治疗　性早熟患儿的智力和心理发育并不提前，对过早出现的性成熟现象没有心理和能力上的适应，因而会困惑、害羞或自卑，有的还会发展为心理障碍。家长也常常为此而焦虑不安，精神负担很重。因此对性早熟患儿进行诊断治疗的同时，不可忽视对患儿和家长的心理疏导和医学知识的教育，解除其思想顾虑。

五、多囊卵巢综合征

多囊卵巢综合征（polycystic ovary syndrome，P-COS）是一组以无排卵、高雄激素血症或胰岛素抵抗为特征的内分泌紊乱证候群。临床表现呈异质性，不但严重影响患者的生殖功能，而且雌激素依赖性肿瘤如子宫内膜癌发病率增加，相关的糖、脂代谢异常以及心血管疾病风险也增加。PCOS 在生育年龄妇女中的发病率为 5%~10%（中国尚无确切患病率报道），占无排卵性不孕症患者的 30%~60%。PCOS 的分型参见表 4-19。

表 4-19 基于 2003 年 Rotterdam 标准的多囊卵巢综合征分型

	重度 PCOS	高雄血症和慢性无排卵	排卵型 PCOS	轻度 PCOS
月经周期	不规律	不规律	正常	不规律
超声检查卵巢	多囊卵巢	正常	多囊卵巢	多囊卵巢
雄激素水平	升高	升高	升高	轻度升高
胰岛素水平	增加	增加	增加	正常
风险	长期潜在	长期潜在	未知	未知
发病率	61%	7%	16%	16%

【诊断要点】 现阶段推荐使用 2003 年欧洲人类生殖与胚胎学会和美国生殖医学会专家会议的标准。诊断标准：①稀发排卵或无排卵；②雄激素水平升高的临床表现和（或）高雄激素血症；③卵巢多囊性改变；④上述 3 条中符合 2 条，并排除其他致雄激素水平升高的病因，包括先天性肾上腺皮质增生、Cushing 综合征、分泌雄激素的肿瘤等，以及其他引起排卵障碍的疾病，如高催乳素血症，卵巢早衰和垂体或下丘脑性闭经，以及甲状腺功能异常。

1. 标准的判断

（1）稀发排卵或无排卵：①初潮 2～3 年不能建立规律月经；闭经（停经时间超过 3 个以往月经周期或≥6 个月）；月经稀发，即周期≥35 天及每年≥3 个月不排卵者（WHO Ⅱ 类无排卵）；②月经规律并不能作为判断有排卵的证据；③基础体温（BBT）、B 超监测排卵、月经后半期孕酮测定等方法有助于判断是否有排卵。

第四章

(2) 雄激素水平升高的临床表现：痤疮（复发性痤疮，常位于额、双颊、鼻及下颌等部位）、多毛（上唇、下颌、乳晕周围、下腹正中线等部位出现粗硬毛发）。

(3) 雄激素水平升高的生化指标：总睾酮、游离睾酮指数或游离睾酮水平高于实验室参考正常值。

(4) 多囊卵巢（PCO）诊断标准：一侧或双侧卵巢中直径 2～9mm 的卵泡≥12 个，和/或卵巢体积≥10 ml。

2. PCOS 诊断的排除标准　排除标准是诊断 PCOS 的必须条件，如催乳素水平明显升高，应排除垂体瘤，20%～35% 的 PCOS 患者可伴有催乳素水平轻度升高；如存在稀发排卵或无排卵，应测定卵泡刺激素（FSH）和雌二醇水平，排除卵巢早衰和中枢性闭经等；测定甲状腺功能，以排除由于甲状腺功能低下所致的月经稀发；如出现高雄激素血症或明显的雄激素水平升高的临床表现，应排除非典型性肾上腺皮质增生（NCAH）、Cushing 综合征、分泌雄激素的卵巢肿瘤等。

3. 青春期 PCOS 诊断标准　由于难以鉴别生理状态与 PCOS 状态，且尚缺乏循证医学的证据，目前尚没有对青春期 PCOS 统一的诊断标准。

【治疗原则】　PCOS 患者无论是否有生育要求，首先均应进行生活方式的调整，戒烟、戒酒。肥胖患者通过低热量饮食和耗能锻炼，降低全部体重的 5% 或更多，就能改变或减轻月经紊乱、多毛、痤疮等症状并有利于不孕的治疗。减轻体重至正常范围，可以改善胰岛素抵抗，阻止 PCOS 长期发展的不良后果，如糖尿病、高血压、高血脂和心血管疾病等代谢综合征。

1. 调整月经周期

（1）口服避孕药：首选达因-35，其醋酸环丙孕酮成分既可减少卵巢来源雄激素的分泌，又有对抗雄激素的作用，在控制周期的同时对降低雄激素血症和减少痤疮尤其有效。其他口服避孕药可起到控制月经周期，规律转化内膜的作用，预防子宫内膜癌的发生。需特别注意的是，PCOS 患者是特殊人群，常存在糖、脂代谢紊乱，用药期间应监测血糖、血脂变化；对于青春期女性应用口服避孕药前应进行充分的知情同意；服药前需排除口服避孕药的禁忌证。

（2）孕激素：对无明显雄激素水平升高的临床和实验室表现，且无明显胰岛素抵抗的无排卵患者，可采用半周期孕激素撤退法改善子宫内膜状态。如：口服醋酸甲羟孕酮 6mg/d，或黄体酮 200mg/d，或地屈孕酮 10～20mg/d，每月 10 天，或肌内注射黄体酮 20mg×5～7 天，至少每两个月撤退性出血 1 次。

2. 高雄激素血症的治疗　首选达因-35，痤疮需治疗 3 个月，多毛需治疗 6 个月，但停药后雄激素水平升高的症状将恢复。

3. 胰岛素抵抗的治疗　适用于治疗肥胖或有胰岛素抵抗的患者。二甲双胍 500mg，每日 2～3 次，通过增强周围组织对葡萄糖的摄入、抑制肝糖原产生，并在受体后水平增强胰岛素敏感性、减少餐后胰岛素分泌，改善胰岛素抵抗，预防代谢综合征的发生。建议每 3～6 个月复诊 1 次，了解月经和排卵恢复情况，有无不良反应，复查血清胰岛素水平并监测肾功能。如月经不恢复，仍须加用孕激素调经。

4. 促排卵治疗

（1）一线促排卵治疗：枸橼酸氯米芬：从自然月经或撤退性出血第 5 天开始，50～150mg/d，共 5 天，如无排卵则每周期增加 50mg/d，直至 150mg/d。枸橼酸氯米芬具有弱的抗雌激素作用，可影响宫颈黏液，输卵管蠕动及子宫内膜发育，可于近排卵期适量加用戊酸雌二醇等天然雌激素。

（2）二线促排卵治疗

1）促性腺激素：常用的促性腺激素为人绝经期促性腺激素（hMG）、高纯度 FSH（HP-FSH）和基因重组 FSH（r-FSH），适用于耐枸橼酸氯米芬的无排卵的不孕患者（已除外其他不孕原因）；具备盆腔超声及雌激素监测的技术条件，并具有治疗卵巢过度刺激综合征（OHSS）和减胎技术的医院。

2）腹腔镜下卵巢打孔术（laparoscopic ovarian drilling，LOD）：主要用于枸橼酸氯米芬抵抗、因其他疾病需腹腔镜检查盆腔、随诊条件差、不能进行促性腺激素治疗监测者，建议选择体重指数（BMI）≤34 kg/m^2，LH＞10U/L，游离睾酮水平高的患者作为治疗对象。

（3）体外受精－胚胎移植（IVF-ET）。

六、高泌乳素血症

高泌乳素血症（又称高催乳素血症，hyperprolactinemia，HPRL）是指各种原因导致的血清泌乳素水平高于 1.14mmol/L（25μg/L）的一种临床状态，不是一种独立的疾病。从病因学角度，可分为生理性、药物性（表 4-20）、病理性和特发性。正常人群中 HPRL 的发生率约为 0.4%，单纯性闭经者约 15% 存在 HPRL；闭经伴有溢乳的患者中，HPRL 发生率高达 70%。

【诊断要点】

1. 临床表现

（1）月经改变和不孕：HPRL 可引起女性月经失调和生殖功能障碍。当血清泌乳素水平轻度升高（4.55～6.82mmol/L）时，可引起黄体功能不足而发生复发性流产；随着血清泌乳素水平的进一步升高，可出现排卵障碍，临床表现为功能失调性子宫出血、月经稀发、闭经及不孕症。

表 4-20 可能引起血清泌乳素水平升高的药物

可能引起血清泌乳素水平升高的药物
多巴胺耗竭剂
甲基多巴
利血平
多巴胺转化抑制剂
阿片肽
吗啡
可卡因
组胺和组胺 H_1、H_2 受体拮抗剂
5-羟色胺
苯丙胺类
甲氰咪胍
苯乙肼
血管紧张素转换酶抑制剂
如依那普利
激素类药物
抗雄激素类药物
促甲状腺激素释放激素
具有安神止惊作用的中草药
六味地黄丸
安宫牛黄丸
其他
异烟肼

（2）溢乳：HPRL 患者在非妊娠期及非哺乳期出

现溢乳者占 27.9%，其中同时出现闭经和溢乳者占 75.4%。这些患者泌乳素水平一般都显著升高。

（3）垂体前叶腺瘤的压迫症状：泌乳素腺瘤是病理性 HPRL 最常见的病因。临床表现包括头痛、视力下降、视野缺损等颅神经压迫症状，癫痫发作，脑脊液鼻漏等。15%～20% 的患者存在垂体腺瘤内自发出血，少数患者还可发生急性垂体卒中，表现为突发剧烈头痛、呕吐、视力下降、动眼神经麻痹等神经系统症状，甚至蛛网膜下腔出血、昏迷等危象。

（4）其他：HPRL 者通常存在体重增加。长期 HPRL 可因雌激素水平过低导致性功能减低和骨质疏松等。合并多囊卵巢综合征的患者可出现多毛、脂溢及痤疮等表现。

2. 辅助检查

（1）血清学检测：应在安静的清醒状态下、上午 10～11 时取血测定。如果血清泌乳素水平显著高于正常，1 次检查即可确定；测定结果低于正常上限 3 倍，至少应检测 2 次。另需考虑巨分子泌乳素血症。个别患者可能因为所谓的“hook 效应”（有典型 HPRL 和垂体腺瘤表现，但测定值却很低或正常）需用倍比稀释的方法重复测定。

（2）影像学检查：证实为血清泌乳素水平轻度升高而未发现其他明确病因，或血清泌乳素水平 > 4.55mmol/L，均应行鞍区影像学检查（MRI 或 CT），以确定是否存在压迫垂体柄或分泌泌乳素的颅内肿瘤及空蝶鞍综合征等。MRI 对软组织分辨率高，可以多方位成像，对鞍区病变的定性、定位诊断等都明显优于 CT，并且无放射线损伤，可以多次重复，是鞍区病变首选的影像学检查方式，参见图 4-15。

（3）眼底、视野检查：有助于确定垂体腺瘤的部位和大小。

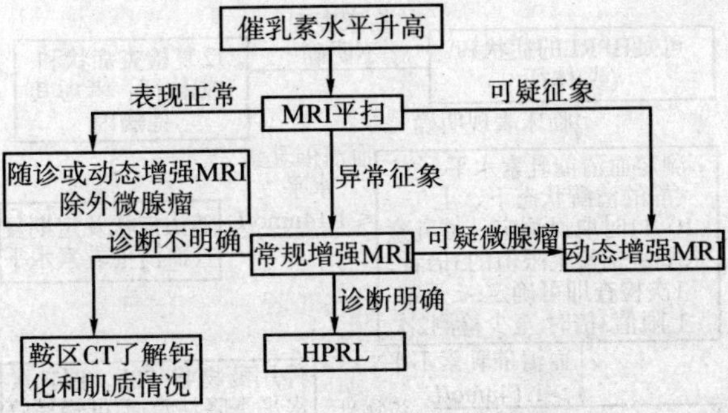

图 4-15　高泌乳素血症的诊断流程

（4）其他实验室检查：包括妊娠试验、垂体及其靶腺功能（如甲状腺等）、肾功能和肝功能等。垂体功能低下的患者还需要查骨密度。

3. 鉴别诊断　参见诊断流程。

【治疗原则】　目标是降低血清泌乳素水平、恢复月经和排卵功能，促进妊娠；改善性功能，减少乳汁分泌，消除肿瘤等。治疗流程详见下图。仅有血清泌乳素水平升高而无临床表现者，可随诊观察。

1. 药物治疗

（1）溴隐亭：从小剂量开始渐次增加，即从每晚睡前1.25mg口服开始，递增到合适的治疗剂量。常用剂量为2.5～10.0mg/d，分2～3次服用，大多数患者5.0～7.5mg/d已显效。达到疗效后，可分次减量到维持量，通常1.25～2.5mg/d。溴隐亭治疗可以使70%～90%的患者获得较好疗效，但需要长期用药，大部分患者停药后会复发。约10%的患者对溴隐亭不敏感，疗效不满意，或发生严重头痛、头晕、胃肠反应、便秘等不良反应，不能耐受治疗。

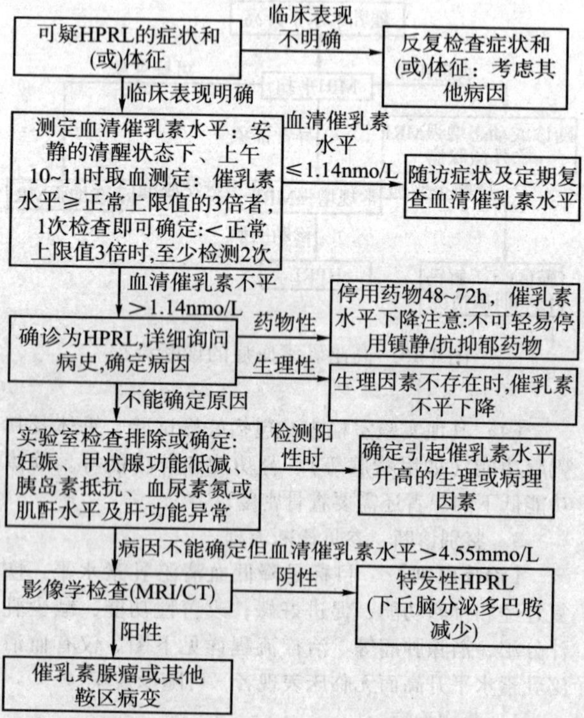

图 4-16　高泌乳素血症的鉴别诊断流程

（2）新型多巴胺受体激动剂：卡麦角林及喹高利特。对溴隐亭抵抗（15mg/d，效果仍不满意）或不能耐受溴隐亭治疗的泌乳素腺瘤患者，改用这些新型多巴胺受体激动剂 50% 以上有效。喹高利特每天 1 次，75 ~ 300μg；卡麦角林每周只需服用 1 ~ 2 次，每次 0. 5 ~ 2. 0mg。副作用更少。

给予初始治疗剂量达到血清泌乳素水平正常、月

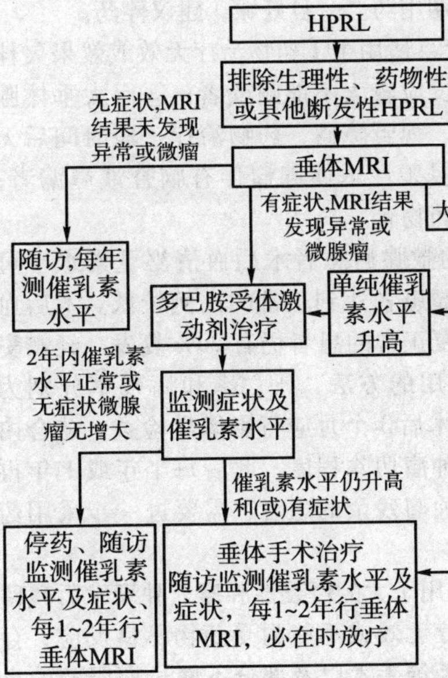

图 4-17　HPRL 的治疗流程

经恢复后，原治疗剂量可维持不变，微腺瘤患者 3～6 个月后可开始减量；大腺瘤患者需复查 MRI，确认泌乳素腺瘤已明显缩小、血清泌乳素水平正常后也可开始减量。减量应缓慢分次进行（2 个月左右 1 次）。通常在原每日剂量的基础上减少 1.25mg，以保持血清泌乳素水平正常的最小剂量为维持量。每年至少随诊 2 次以确认血清泌乳素水平正常。维持治疗期间，一旦再次出现月经紊乱或血清泌乳素水平难以控制时，应查找原因，如药物影响、妊娠等，必要时复查 MRI，决定是否调整用药剂量。对小剂量溴隐亭维持治疗期间血清泌乳素水平保持正常、腺瘤基本消失的患者，治疗5年后可试行停药；如停药后血清泌乳素水平再次升高，则需长期用药。一旦妊娠，建议停药。

2. 手术治疗　适用于①药物治疗无效或效果欠佳者；②药物治疗反应较大不能耐受者；③巨大垂体腺瘤伴有明显视力、视野障碍，药物治疗一段时间后无明显改善者；④侵袭性垂体腺瘤伴有脑脊液鼻漏者；⑤拒绝长期服用药物者。

60%~90%的微腺瘤患者术后血清泌乳素水平可恢复正常，大腺瘤患者达到正常的比例较低。术后血清泌乳素水平恢复正常的患者仍有20%复发。经蝶窦入路手术是最常用的方法，死亡率和病残率分别为0.5%和2.2%。术后3个月应行影像学检查，结合内分泌学变化了解肿瘤切除程度，此后每半年或1年再复查1次。仍有肿瘤残余的患者，需要进一步采用药物或放疗。

3. 放疗　适用于大的侵袭性肿瘤、肿瘤术后残留或复发、药物治疗无效或不能耐受药物不良反应、存在手术禁忌证或拒绝手术以及部分不愿长期服药的患者。分为传统放疗（包括普通放疗、适形放疗、调强适形放疗、IMRI）和立体定向放疗。

HPRL合并妊娠的处理：理想的，应在血清PRL正常稳定一段时间后再妊娠为宜，但常发生用药期间发现妊娠的情况，基本的处理原则是将胎儿对药物的暴露限制在尽可能少的时间内。对微腺瘤合并妊娠者，应在明确妊娠后停用溴隐亭。如果患者血清泌乳素水平显著超过治疗前，应增加泌乳素监测及视野检查的频率。一旦发现视野缺损或海绵窦综合征，需立即应用溴隐亭。1周内多能改善症状；若不见好转，应考虑手术治疗。对于有生育要求的大腺瘤妇女，需经药物治疗、瘤体缩小后方可妊娠。未治疗的泌乳素微腺瘤、大腺瘤患者妊娠后，出现视交叉压迫的风险分别为3%~5%和25%~30%。所有垂体腺瘤合并妊娠者，妊娠期需要每2个月评估1次，每3个月或更短的时间行1次MRI检查。妊娠期间腺瘤再次增大者、给予溴隐亭仍能抑制其生长者，应持续用药直至分娩。

药物对母亲和胎儿的影响可能比手术小，但药物治疗需要严密监测，对药物治疗无反应及视力、视野进行性恶化者，应该行经蝶窦入路的手术治疗并尽早终止妊娠（妊娠接近足月时）。

用药期间不建议哺乳。

七、绝经综合征

绝经综合征是妇女绝经前后因为性激素水平变化所致的躯体和精神心理证候群。注意绝经相关的名词含义：

1. 绝经　指妇女一生中的最后一次月经，只能回顾性地确定。

2. 绝经前期　指卵巢有活动的时期，包括自青春发育到绝经，也就是绝经前的整个生育期。

3. 围绝经期　指妇女绝经前后的一段时期。即从卵巢功能衰退征兆的出现起，一直到末次月经后一年。

4. 绝经过渡期　指绝经前的一段时期，即从生育年龄走向绝经的一段过渡时期，即出现卵巢功能衰退的征兆一直到末次月经时止。

5. 绝经后期　绝经是卵巢功能的真正衰竭以致月经最终停止。从最后一次月经到生命终止这一整个时期，称为绝经后期。

6. 自然绝经　由于丧失卵泡功能而导致月经永久性停止。无其他明显的病理性和生理性原因，连续闭经12个月。

7. 人工绝经　指手术切除双侧卵巢（切除或保留子宫或因医源性丧失卵巢功能（如化学治疗或放射治疗）后月经终止。手术切除子宫但至少保留一侧卵巢的情况，虽然术后无月经，但不是绝经，因卵巢功能仍可维持一段时间。

8. 早绝经　绝经的年龄低于由参照人群估算的绝经年龄均值的 2 个标准差，临床上 40 岁以前绝经称为早绝经。

【诊断要点】

1. 临床表现　约 2/3 的围绝经期妇女出现临床症状。

（1）近期症状

1）月经紊乱。

2）血管舒缩症状：51% 有此症状，82% 持续一年以上。发作的频率和严重程度因人而异，严重者每天发作 30～50 次，持续 10～15 分钟，影响工作、情绪和睡眠。绝经前和绝经早期较严重，随着绝经时间进展，发作频率及强度逐渐减退，最后自然消失。

3）自主神经功能紊乱：如心悸、眩晕、头痛、失眠、耳鸣等。

4）精神神经症状：兴奋型：情绪易激动、烦躁、易发火，无法控制自己，失眠、注意力不集中甚至大声哭闹等。抑郁型：焦虑烦躁、坐立不安、记忆力减退、惊慌恐惧、情绪低落、反应迟钝等。严重的可发展为抑郁型神经症。

5）其他：皮肤瘙痒，蚁走感，面部色斑；头发脱落且干，毛发稀疏，阴、腋毛脱落；初期卵巢间质分泌雄激素多时可出现汗毛增多；脂肪堆积，体态改变；当雄激素减少即无多毛现象，乳房下坠，失去弹性。

6）性功能：虽然性功能不与卵巢功能衰退平行，但由于阴道萎缩，分泌减少，性交疼痛，影响性生活质量。

（2）远期症状

1）泌尿生殖道症状：阴道与泌尿道萎缩，黏膜萎缩变薄，抵抗力低，反复发作老年性阴道炎和泌尿系感染。阴道干、瘙痒或性交痛，阴道分泌增多，尿频尿急和尿痛等。子宫萎缩，内膜萎缩。盆底组织与肌肉松弛，子宫脱垂加重。

2）骨质疏松：绝经后 5～10 年骨丢失快，全身及腰酸背痛。绝经前已骨量不足可较早出现骨质疏松或骨折。老年期将更易发生骨折，肌肉亦萎缩。

3）老年痴呆。

4）心血管病变。

2. 辅助检查

（1）激素测定：主要是促卵泡生成素（FSH）升高，可伴有雌激素各种情况的变化。FSH > 10IU/L 提示卵巢储备功能下降。当 FSH > 40IU/L 伴有雌二醇 < 10～20mg/ml，提示卵巢功能衰竭。

（2）B 超：排除子宫、卵巢肿瘤，了解子宫内膜厚度。

（3）诊断性刮宫：除外子宫内膜病变。

（4）骨密度测定：评估有无骨质疏松。

3. 鉴别诊断　需除外心血管疾病、泌尿生殖器官器质性病变，还要与神经衰弱、甲亢等鉴别。

【治疗原则】　恰当的心理治疗和个体化的激素替代疗法，力求最小的药物剂量获得最大的健康收益。

1. 激素替代疗法（HRT）　是针对绝经过渡期和绝经后相关健康问题的必要医疗措施。绝经及相关症状（如血管舒缩症状、泌尿生殖道萎缩症状、神经精神症状等）是 HRT 的首要适应证。激素治疗也是预防绝经后骨质疏松症的有效方法。目前，不推荐激素治疗用于心血管疾病的一级预防，且不应该用于冠心病的二级预防。对于有完整子宫的妇女，在应用雌激素时，应同时加用适量的孕激素以保护子宫内膜；对于已经切除子宫的妇女，则不必加用孕激素。没有必要限制激素治疗的期限，但在应用激素治疗期间应至少每年进行1次个体化危险和（或）受益评估。

（1）适应证

1）绝经相关症状：潮热、盗汗、睡眠障碍、疲倦、情绪不振、易激动、烦躁和轻度抑郁。

2）泌尿生殖道萎缩相关的问题：阴道干涩及疼痛、排尿困难、反复性阴道炎、性交后膀胱炎、夜尿多、尿频和尿急。

3）有骨质疏松症的危险因素（低骨量）及绝经后骨质疏松症。

（2）禁忌证：已知或可疑妊娠、原因不明的阴道出血、已知或可疑患有乳腺癌、已知或可疑患有与性激素相关的恶性肿瘤、最近6个月内患有活动性静脉或动脉血栓栓塞性疾病、严重肝肾功能障碍、血卟啉症、耳硬化症、系统性红斑狼疮、脑膜瘤（禁用孕激素）等。慎用情况：子宫肌瘤、子宫内膜异位症、子宫内膜增生史、尚未控制的糖尿病及严重的高血压、有血栓形成倾向、胆囊疾病、癫痫、偏头痛、哮喘、高催乳素血症、乳腺良性疾病、乳腺癌家族史。

（3）治疗流程：评估现状→权衡利弊→确定方案→后续评估→调整方案、剂量。

（4）治疗方案：①单纯雌激素：适用于已切除子宫，不需要保护子宫内膜的妇女；②单纯孕激素：后半周期使用，用于绝经过渡期，调整卵巢功能衰退过程中出现的月经问题；③雌、孕激素联合应用：适用于有完整子宫的妇女。联合应用孕激素的目的在于对抗雌激素所致的子宫内膜过度生长，此外，对增进骨健康可能有协同作用。雌、孕激素联合应用又分序贯和连续用药两种。序贯用药有周期性出血，适用于年龄较轻，绝经早期或愿意有月经样定期出血的妇女；连续用药方案可避免周期性出血，适用于年龄较长或不愿意有月经样出血的绝经后妇女，但是在实施早期，可能有难以预料的非计划性出血，通常发生在用药的6个月以内。

A. 雌激素制剂：a. 口服：①结合雌激素（倍美力）0.3～0.625mg/d；②戊酸雌二醇（补佳乐）1～2mg/d；③乙炔雌三醇环戊醚（尼尔雌醇、维尼安）：1～2mg/2周或5mg/月。b. 经皮：雌二醇［松奇（贴）］，1贴/周。c. 经阴道：结合雌激素［倍美力（霜）］；结合雌激素［葆丽（软膏）］；雌三醇［欧维婷（霜）］；普罗雌烯［更宝芬（胶囊）］。

对慎用情况中尚未控制的糖尿病及严重的高血压、有血栓形成倾向、胆囊疾病、癫痫、偏头痛、哮喘、高催乳素血症者，需用激素治疗时，推荐应用经皮途径。对以泌尿生殖系统症状为主诉者，推荐应用经阴道途径。

B. 孕激素制剂：a. 天然孕激素：注射用黄体酮和口服及阴道用微粉化黄体酮（琪宁）。b. 合成孕激素：根据结构不同分为两类：第一类是衍生于孕酮与17a羟孕酮的合成孕激素，具有较强的抗雌激素作用，如甲地孕酮（妇宁）、醋酸甲羟孕酮（安宫黄体酮）、地屈孕酮（达芙通）。第二类是衍生于19去甲基睾酮的合成孕激素，如炔诺酮（妇康），该药具有轻度雄激素活性。

C. 复方制剂：a. 戊酸雌二醇片/雌二醇环丙孕酮片（克龄蒙）由11片2mg的戊酸雌二醇和10片2 mg的戊酸雌二醇加1mg醋酸环丙孕酮组成，供周期性序贯用药者选用。b. 替勃龙（利维爱）：含7-甲基异炔诺酮2.5mg/片，具有雌、孕、雄3种激素活性，因其在子宫内膜处具有孕激素活性，因此有子宫的绝经后妇女，应用此药时不必再加用其他孕激素。

2. 非激素治疗

（1）针对血管舒缩症状：氯压定；度洛西汀（选择性 5-羟色胺和去甲肾上腺素再摄取抑制剂）非处方药物包括异黄酮、大豆类产品、黑升麻和维生素 E 等。

（2）针对骨质疏松

1）钙剂：钙摄入量 1000mg/d（应用雌激素者）~1500mg/d（不用雌激素者），65 岁以后应为 1500mg/d。

2）维生素 D：400~500U/d。

3）降钙素（200IU/d 置肛或 100IU/d 皮下或肌内注射）。

4）双磷酸盐：阿伦膦酸钠（35~70mg/w），抑制破骨细胞。

5）选择性雌激素受体调节剂（SERMS）：雷洛昔芬（60mg/d）。

八、不孕症

凡婚后未避孕、有正常性生活、同居 1 年未孕即称为不孕症，既往无妊娠历史者，称为原发不孕。既往有妊娠历史者，称为继发不孕。

女方因素占 40%~55%，男方因素占 25%~40%，双方因素占 20%，免疫和不明原因约占 10%。女性因素中以排卵障碍和输卵管因素最为常见。近年来，子宫内膜异位症相关不孕越来越引人关注。其他还需考虑子宫、宫颈因素和生殖道畸形等。

【诊断要点】

1. 男方排查　精液的正常值为容积≥2.0ml；pH 7.2~8.0；精子密度≥2.0×10^6/ml；精子总量≥40×10^6/每次射精；活动性（射精后 60 分钟内）快速活动比例≥25%（a 级），较快活动比例≥50%（b 级）；活率≥75%（a、b 及 c 级）；正常形态≥30%；白细胞数≤1×10^6/ml；免疫珠测试和抗精子抗体的混合免疫球蛋白反应<50%。

2. 女方检查

(1) 卵巢功能检查：生殖激素测定，基础体温；B超监测排卵。

(2) 输卵管通畅试验：通液或碘油造影。

(3) 宫颈细胞学检查：排查宫颈病变和生殖道感染等。

(4) 宫腔镜检查：排查有无子宫内膜息肉、黏膜下肌瘤、宫腔粘连或宫腔畸形等。

(5) 腹腔镜检查：全面了解盆腔情况，诊断和处理子宫内膜异位症、输卵管整形等。

(6) 排查胰岛素抵抗、甲状腺功能异常等。

3. 诊治流程　不育伴侣的检查和治疗程序。BBT：基础体温。HYS：宫腔镜检查及治疗。LAP：腹腔镜检查及治疗。HSG：子宫输卵管造影。IUI：宫腔内人工授精。AID：供精者人工授精。IVF：体外受精。

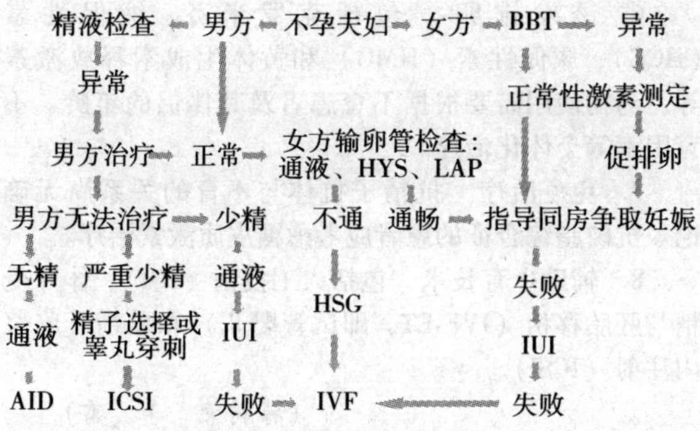

图 4-18　不孕症诊治流程

【治疗原则】

1. 生活方式的调整　避免吸烟，减少酒精消耗，女性最好不饮酒，达到最佳体重身高指数（肥胖对男性和女性的生育力都有影响），规律的锻炼（每天20~30分钟）。

2. 掌握性知识，学会监测排卵，选择适当日期性交，讲究性卫生。

3. 年龄是影响不育的最重要的因素，应该不育患者及其伴侣对此有充分的认识，各种治疗方案及其结果的预期都应从此因素出发。

4. 治疗生殖道器质性疾病　如输卵管粘连、堵塞、宫腔粘连、炎症、子宫内膜异位症、盆腔结核等，对于子宫、附件区的畸形、良恶性占位病变需手术治疗。

5. 注意输卵管通液、造影和腹腔镜均具有检查后半年内妊娠率较高的特点，因此，为提高妊娠率，检查前了解女方排卵与否和男方精液是否正常，检查后积极诱导排卵，指导排卵期同房，争取半年内妊娠尤为重要。

6. 诱发排卵　包括克罗米芬、绒促性素（HCG）、尿促性素（HMG）和黄体生成素释放激素等。药物使用需要根据不育患者及其伴侣的年龄、不育因素等个体化治疗。

7. 免疫治疗　抗精子抗体与不育的关系尚无确论。抗磷脂综合征的患者应考虑糖皮质激素治疗。

8. 辅助生育技术　包括人工授精（IUI）、体外受精与胚胎移植（IVF-ET，即试管婴儿）和单精子胞浆内注射（ICSI）。

（滕莉荣　李　雷）

第五章　常用诊疗技术

第一节　外阴活检

【适应证】

1. 确定外阴色素减退的原因、排除恶性病变。

2. 外阴不明性质的肿物。

3. 外阴久治不愈的溃疡需明确诊断、排除恶性病变。

4. 外阴特异性感染，如：结核等。

【禁忌证】

1. 外阴急性化脓性感染。

2. 月经期。

【操作方法】

1. 患者取膀胱截石位，常规消毒外阴，铺无菌巾。

2. 取材部位用1%利多卡因局部浸润麻醉（之前应询问有无过敏史）。

3. 小的病变可用活检钳钳取或自蒂部切下，局部压迫止血。病变范围大的，行部分切除后需缝合。

4. 标本10%的甲醛固定后送病理。

【注意事项】

1. 为避免取活检后经血腌渍影响创面愈合，取材时间一般选择在月经干净后。

2. 因病变，尤其是溃疡常常是坏死的组织无法判断病变类型，因此为增加病理的准确性对于病变范围较大的患者，取材部位应选择病变和正常交界处，应同时包括病变和正常的组织。

第二节 阴道刮片

【适应证】

1. 了解雌激素水平。

2. 妇科肿瘤的诊断。

【禁忌证】

1. 月经期。

2. 急性阴道炎症期。

【操作方法】

1. 窥具暴露后用小刮板轻轻刮取阴道侧壁上 1/3 处浅层细胞。

2. 将刮取的细胞薄而均匀的涂在玻片上。

3. 玻片置 95% 乙醇固定液中固定后显微镜检查。

4. 对无性生活的患者

(1) 将卷紧的消毒棉签用生理盐水浸湿后轻轻伸入阴道口，在阴道侧壁上 1/3 处轻轻卷取细胞。

(2) 取出棉签后在玻片上沿同一方向涂片。

(3) 玻片固定后显微镜检查。

5. 为筛查妇科肿瘤

(1) 在阴道壁、穹隆或阴道残端等可疑肿瘤病灶处刮取少许分泌物。

(2) 薄而均匀的涂于玻片上。

(3) 固定、染色后镜检，找瘤细胞。

【注意事项】

1. 取材的部位为阴道上 1/3 的侧壁。

2. 检查的对象是浅层细胞，应避免刮取细胞时将深层细胞混入影响诊断，强调轻柔操作。

3. 对未婚患者，注意因棉签接触阴道口可能影响涂片的准确性。

第三节　宫 颈 涂 片

【适应证】　有性生活的妇女宫颈病变的筛查。

【禁忌证】

1. 月经期。

2. 早孕或晚孕期。

3. 急性阴道或宫颈炎症期。

【操作方法】　薄层液基细胞学（TCT、LCT）

1. 将特制的小刷子尖部插入宫颈外口，以尖部为圆心旋转小刷子 10 周。

2. 取出小刷子，将其放入盛有细胞保存液的小瓶中，反复涮洗，尽量将刷子上的细胞洗入保存液。

3. 保存液及其内的细胞经高精度过滤膜过滤，分离标本中的杂质，并使细胞单层均匀分布于玻片上。

传统宫颈涂片

1. 以宫颈外口为圆心，用木质铲形小刮板轻轻刮一周。

2. 取出刮板，在玻片上沿同一个方向涂片。

3. 玻片置固定液中固定后显微镜检查。

【注意事项】

1. 由于病变发生部位常为宫颈外口鳞柱交界的移行带，因此取材应选择该部位。

2. 如需同时进行妇科检查或取 HPV 标本，应先进行刮片检查，以避免其他检查后影响细胞形态，影响刮片结果的判读。

3. 好的薄层液基细胞学结果应显示细胞量大于 30%，可以见到颈管细胞。

第四节　阴道镜＋多点活检

【适应证】

1. 宫颈细胞学涂片巴氏Ⅲ级或以上；宫颈细胞学涂片巴氏Ⅱ级经抗炎治疗后仍为Ⅱ级；宫颈细胞学涂片TBS分类法诊断不明确意义的不典型鳞状上皮细胞（ASCUS）及以上。

2. 宫颈可见肿物，高度怀疑宫颈癌；疑有宫颈慢性特异性炎症需要进一步明确诊断者。

3. 随访、追踪宫颈病变治疗的效果。

4. 患者母亲孕期曾服已烯雌酚（DES）怀疑有阴道腺病者。

【禁忌证】

1. 月经期。

2. 全身及外阴、阴道严重感染期。

【操作方法】

1. 患者取膀胱截石位，窥具暴露宫颈，干棉球或生理盐水棉球擦净宫颈黏液和分泌物，消毒宫颈局部。

2. 调节好阴道镜焦距。

3. 肉眼观察及阴道镜检查宫颈整个转化区的形态、大小、色泽、有无糜烂、白斑及赘生物等。

4. 3%～5%冰醋酸涂抹宫颈，1分钟后阴道镜检观察有无白色病变、异常血管等，判断病变部位及程度。

5. 碘酒涂抹宫颈，选择不着色或阴道镜检有异形血管、镶嵌等异常的部位取活检；对高度怀疑宫颈癌的患者可在病灶和正常组织交界处取材。

6. 带尾纱球压迫宫颈局部，嘱患者6小时后自行取出。

【结果判读】

1. 观察满意不满意（能否看见颈管内病变）。

2. 宫颈图像正常不正常，异常阴道镜所见包括：醋白上皮、点状血管、镶嵌、碘不着色、异型血管等。

【注意事项】

1. 阴道镜检查有一定局限性：①不能看到宫颈管内的病变及间质有无浸润；②对阴道镜图像的评价存在主观性，医师的经验性很重要；③需要经过培训的医师进行操作；④需要阴道镜检查设备；⑤不能用于门诊常规普查。

2. 为避免经血浸渍影响宫颈创面愈合，取材时间一般选择在经净后。

3. 检查前3天内无性生活、不做阴道检查及阴道冲洗、阴道内不放药。

4. 术后2周禁性生活及盆浴。

第五节 输卵管通液术

【适应证】

1. 不孕，男方精液正常，怀疑输卵管阻塞者。

2. 评价输卵管绝育术、输卵管再通术或输卵管造口成形术的效果。

【禁忌证】

1. 内外生殖器急性炎症或慢性炎症急性或亚急性发作者。

2. 月经期或有不规则阴道出血者。

3. 可疑妊娠者。

4. 严重全身性疾病，不能耐受手术者。

5. 术前24小时连续2次体温达到或超过37.5℃者。

【操作方法】

1. 患者排空膀胱后取膀胱截石位，双合诊了解子宫位置和大小，冲洗消毒外阴、阴道，铺无菌巾。

2. 窥具暴露宫颈，再次消毒宫颈和阴道穹隆，宫颈钳夹持固定宫颈，探针探查子宫屈度及宫腔深度，根据宫腔深度调整通液器宫腔段长度。沿宫腔方向放入通液头，并使其“蘑菇头”紧密贴合宫颈外口。

3. 将注射器连接于通液头尾端，缓缓的注入加有5mg 地塞米松的生理盐水，注意推注时的阻力大小、宫颈口是否有反流以及患者是否有腹痛的主诉。

4. 术毕取出通液头，注意有无反流。擦拭清洁宫颈和阴道，取出窥具。

【结果判读】

1. 输卵管通畅　顺利推注生理盐水 5ml 以上无阻力，无液体回流，手术过程中患者也无腹痛等主诉。

2. 输卵管通而不畅　推注时有阻力，但增大压力时可以推进，同时患者主诉一侧或双侧腹痛。

3. 输卵管不通　推入 5ml 后即感到有阻力，且患者主诉严重腹痛，取出注射器后可见注入的盐水从通液头尾端倒流出。

【注意事项】

1. 操作时间选择月经干净后 3～7 天以内，且患者在本次经净后没有性生活。

2. 术前 30min 肌注阿托品 0.5mg，以减少输卵管痉挛。

3. 在推注生理盐水时应后拉宫颈钳并前推通液头以使“蘑菇头”贴紧宫颈外口。

4. 通液压力不宜过大，以免引起患者严重的迷走反射而导致休克。

5. 术后 2 周禁性生活及盆浴，可酌情给予口服抗生素预防感染。

第六节 子宫输卵管造影

【适应证】

1. 了解输卵管形态、是否通畅以及阻塞部位。

2. 了解宫腔形态，确定有无子宫畸形以及畸形的类型。

3. 了解有无宫腔粘连、子宫内膜息肉等宫腔占位性病变。

4. 内生殖器结核非活动期。

5. 不明原因的习惯性流产，了解有无宫颈、子宫畸形。

【禁忌证】

1. 内外生殖器急性炎症或慢性炎症急性或亚急性发作者。

2. 月经期或有不规则阴道出血者。

3. 可疑妊娠者。

4. 严重全身性疾病，不能耐受手术者。

5. 体温高于37.5℃。

6. 产后、流产或刮宫后6周内。

【操作方法】

1. 造影剂如选择碘化油需进行碘过敏试验，阴性方能进行造影。

2. 患者排空膀胱后取膀胱截石位，双合诊了解子宫位置和大小，冲洗消毒外阴、阴道，铺无菌巾。

3. 窥具暴露宫颈，再次消毒宫颈和阴道穹隆，宫颈钳夹持固定宫颈，探针探查子宫腔深度，确认子宫屈度及深度。

4. 将注射器连接于通液头尾端，注入泛影葡胺使其充满导管排出空气。

5. 沿宫腔方向放入通液头，并使其“蘑菇头”

紧密贴合宫颈外口，缓缓的注入泛影葡胺，在 X 线监视下观察其流经宫腔、输卵管的情况并摄片。

6. 术毕取出通液头，擦拭清洁宫颈和阴道，取出窥具。

7. 再次冲洗外阴和阴道，嘱患者活动，30min 后再次摄片，观察泛影葡胺盆腔涂抹的情况。如推注的为碘化油，则在 24 小时后再次摄片。

【结果判读】

1. 正常宫腔呈倒三角形，双侧输卵管显影柔软，30min 后摄片可见盆腔内造影剂涂抹。

2. 宫腔异常　有宫腔占位时，显影可见宫腔内充盈缺损；宫腔粘连显影可能出现蜂窝状表现；宫腔结核使子宫失去倒三角形态，内膜呈锯齿状；子宫畸形也会有相应表现。

3. 输卵管异常　输卵管结核显影可见输卵管形态不规则、僵直或呈串珠状改变；输卵管积水时可见输卵管远端膨大；输卵管不通在二次摄片时盆腔内无造影剂涂抹。

【注意事项】

1. 操作时间选择月经干净后 3～7 天以内，且患者在本次经净后没有性生活。

2. 术前 30min 肌注阿托品 0.5mg，以减少输卵管痉挛。

3. 注意避免因宫腔操作造成子宫颈及子宫的损伤。

4. 在推注泛影葡胺时应后拉宫颈钳并前推通液头以使“蘑菇头”贴紧宫颈外口。

5. 放置通液头前应排空管内空气以免空气影响成像，造成充盈缺损的假象。

6. 造影剂推注压力不宜过高，以免引起患者的迷走反射及造影剂栓塞。

7. 见造影剂进入血管或患者发生呛咳时，提示可能发生造影剂栓塞，应立即停止推注造影剂，取出造影管，患者取头低脚高位，严密监测生命体征，必要时按肺栓塞处理，给予血管扩张剂，甚至辅助呼吸。

8. 出现碘过敏者应立即给予皮质激素，进行抗过敏治疗。

9. 术后 2 周禁性生活及盆浴，可酌情给予口服抗生素预防感染。

第七节 子宫内膜活检

【适应证】

1. 结核性盆腔炎、月经过少、闭经患者除外子宫内膜结核。

2. 功能性子宫出血、不孕患者了解卵巢功能。

【禁忌证】

1. 全身或生殖道急性炎症。

2. 有妊娠可能者。

【操作方法】

1. 排空膀胱，取截石位，消毒后用宫颈钳固定宫颈。

2. 探针探查宫腔。

3. 特制小刮匙进入宫腔，自双侧宫角、宫底及子宫前后壁分别刮取内膜送病理。

【注意事项】

1. 用特制的带齿小刮匙，在月经来潮 12 小时之内进行内膜活检。

2. 对于为了解卵巢功能进行的操作，术前 1 个月起停用性激素。

3. 结核性子宫内膜炎有时合并宫腔粘连，操作前需小心探查宫腔，避免子宫穿孔。

第八节　分段诊刮

【适应证】

1. 不规则阴道出血，为明确诊断同时止血。

2. 绝经后出血或子宫内膜厚为除外子宫内膜病变。

3. 移行带位于宫颈管内者宫颈病变的诊断。

【禁忌证】

1. 全身或生殖道炎症急性期。

2. 有可能妊娠者。

【操作方法】

1. 排空膀胱，取截石位，妇科检查后消毒铺巾。

2. 窥器暴露宫颈，再次消毒阴道及宫颈。

3. 宫颈钳固定宫颈，用刮匙先刮取宫颈管内膜。

4. 探针探查宫腔方向及深度，搔刮宫腔并吸宫。

5. 宫颈、宫腔组织分别送病理检查。

【注意事项】

1. 不规则阴道出血出血时间长或出血多者，随时诊刮，尽量吸/刮净宫腔内容物。

2. 怀疑子宫内膜癌者，刮取足够组织送病理即可，不必刮净内膜，以防穿孔、出血或扩散。

3. 怀疑黄体功能不全或无排卵功血者，来月经前1～2天或来潮12小时内诊刮。

4. 刮/吸宫过程中器械伸入不可超过事先探查的宫腔深度，仔细感受抵达宫底时的阻挡感，避免穿孔。

第九节　宫腔镜检查+治疗

【适应证】

1. 诊断性宫腔镜

（1）异常子宫出血。

（2）绝经后子宫出血，诊刮阴性者，排除内膜癌。

（3）不孕症或多次流产史，怀疑宫腔粘连、子宫畸形、宫颈管异常。

（4）影像学检查提示宫腔占位。

（5）宫颈脱落细胞学检查提示异常腺细胞或可疑腺癌。

（6）子宫内膜增生的诊断及随访。

（7）宫腔镜治疗手术前常规检查。

2. 治疗性宫腔镜

（1）宫腔内异物的取出。

（2）子宫内膜息肉切除。

（3）子宫黏膜下肌瘤切除。

（4）子宫内膜电切术。

（5）子宫纵隔切除。

（6）输卵管阻塞，输卵管插管通液、注药。

【禁忌证】

1. 绝对禁忌证

（1）急性、亚急性生殖道炎症。

（2）严重心肺功能不全。

2. 相对禁忌证

（1）月经期及活动性子宫出血。

（2）宫颈恶性肿瘤。

（3）近期有子宫穿孔或子宫手术史。

【操作方法】

1. 取膀胱截石位，消毒术野，窥器暴露宫颈。

2. 钳夹宫颈，探针探查子宫屈度及宫腔深度。

3. Hegar 扩宫器扩张宫颈至大于镜体外鞘直径半号。

4. 排空灌注管内气体，向宫腔内灌注膨宫液的同时，将宫腔镜插入宫颈及宫腔。

5. 依次观察宫腔全貌、宫底、子宫腔前后壁、输卵管开口，退出过程中观察宫颈内口及宫颈管。

6. 确认病灶后再进行相应手术治疗。

【注意事项】

1. 月经净后1周内且未同房适宜手术。

2. 预防子宫穿孔。多见于治疗性宫腔镜。如发现，应立即停止手术，根据穿孔大小及位置考虑密切观察或立即修补穿孔。

3. 预防水中毒。严密测量出、入宫腔的膨宫液量，避免过长时间手术操作。

第十节 腹腔镜检查+治疗

【适应证】 诊断性和治疗性腹腔镜的适应证在不断调整中。

1. 诊断性腹腔镜

(1) 子宫内膜异位症的诊断。

(2) 不明原因的慢性盆腔痛。

(3) 不孕症。

(4) 绝经后持续存在的<5cm的附件肿物。

(5) 辅助生育技术治疗前输卵管情况的评价。

2. 治疗性腹腔镜

(1) 输卵管妊娠。

(2) 输卵管系膜囊肿。

(3) 输卵管因素的不孕症。

(4) 卵巢良性肿瘤。

(5) 多囊卵巢打孔术。

(6) 子宫肌瘤。

(7) 盆腔腹膜子宫内膜异位症。

(8) 盆腔脓肿。

(9) 早期子宫内膜癌和早期宫颈癌。

【禁忌证】

1. 因其他系统严重合并者不能耐受麻醉者。

2. Ⅱ度以上左房室传导阻滞者。

3. 凝血功能障碍者。

4. 膈疝。

【操作方法】

1. 人工气腹。

2. 放置脐部套管鞘。

3. 打开光源，将腹腔镜镜头插入套管，探查并确认进入腹腔。

4. 连接 CO_2 气腹机。

5. 放置其余腹腔镜套管，置举宫器。

6. 根据检查结果进行镜下手术。

【注意事项】

1. 操作者需在具备熟练的腹部及阴式手术技能后，经培训掌握电能手术操作及腔内电切、缝合、打结等腹腔镜技术，熟悉镜下解剖。

2. 如盆腔粘连严重、手术难度大时，应考虑必要时改开腹手术以避免副损伤的发生。

3. 第一 Trocar 穿刺时避免粗暴操作所致腹膜后大血管损伤，第二、三 Trocar 穿刺时在腹腔镜直视下避开腹壁血管。

第十一节　常用的穿刺术

一、经腹壁腹腔穿刺术

【适应证】

1. 明确腹腔积液性质。

2. 穿刺放腹腔积液，缓解症状。

3. 向腹腔内注入药物（如腹腔化疗）。

【禁忌证】

1. 腹腔内严重粘连者。

2. 全身或腹腔急性炎症。

【操作方法】

1. 排空膀胱，根据腹腔积液多少选择平卧或半坐卧位。

2. 消毒穿刺术野、铺无菌巾、局部浸润麻醉。

3. 7号穿刺针从选定点垂直进针，刺入腹腔，穿透腹膜时针头阻力消失，拔除针芯。

4. 根据手术目的进行治疗操作。

5. 操作结束，放置针芯，拔出穿刺针。

6. 稍加压迫穿刺点后，敷无菌敷料。

【注意事项】

1. 控制针头深度，避免损伤血管或肠管。

2. 穿刺点选择　一般在脐与左髂前上棘连线中外1/3交界处，必要时可超声定位穿刺点。

3. 控制放腹腔积液量和速度。速度不宜过快，一次放液不超过4000~5000ml。

4. 放腹腔积液较多时，同时腹压沙袋或腹带防止腹压骤减。

5. 术后卧床休息，适当补液，避免体位性低血压发生。

二、经胸壁胸腔穿刺术

【适应证】

1. 明确胸腔积液性质，协助诊断。

2. 缓解大量胸腔积液的压迫症状，促进肺复张。

3. 脓胸、脓气胸的引流治疗。

4. 胸腔内注入药物治疗。

【禁忌证】

1. 病情危重，有严重出血倾向。

2. 穿刺部位有急性炎症病灶。

【操作方法】

1．患者反向坐于靠背椅，双臂平置于椅背上缘，头伏前臂。重症患者取半坐卧位，患侧手上举，枕于头下。

2．穿刺部位　胸部叩诊实音最明显处，常选肩胛下角线第7～9肋间，或腋中线第6～7肋间。包裹性积液，可根据X线或超声检查决定穿刺部位。

3．常规消毒、铺巾，局部麻醉应逐层浸润达壁层胸膜。

4．确认穿刺针通畅后，双重钳夹针尾乳胶管。将穿刺针沿下一肋骨上缘垂直缓慢刺入，感受双重突破感，然后接注射器，放开钳夹即可抽液。助手协助固定穿刺针，注射器满时协助夹闭乳胶管。

5．抽液完毕，拔出穿刺针，敷无菌敷料，嘱患者卧床休息。

【注意事项】

1．穿刺针应沿肋骨上缘垂直进针，不可斜向上方，以免损伤肋骨下缘处的神经和血管。

2．抽液不可过多过快，一般每次不超过500～600ml。

3．穿刺中患者应避免咳嗽及转动。

4．穿刺部位避免在第9肋间及以下，以防损伤膈肌及腹腔脏器。

三、经阴道后穹隆穿刺术

【适应证】

1．鉴别盆腔积液的性质。

2．盆腔脓肿的穿刺引流及局部注药治疗。

3．超声介导下治疗（复发的卵巢巧克力囊肿的穿刺治疗，卵巢取卵助孕等）。

【禁忌证】

1．盆腔严重粘连，子宫直肠陷凹封闭。

2. 高度怀疑恶性肿瘤。

【操作方法】

1. 排空膀胱，取截石位，消毒外阴阴道，铺巾。

2. 阴道窥器充分暴露宫颈及阴道后穹隆，再次消毒。

3. 宫颈钳钳夹、提拉宫颈后唇，充分暴露阴道后穹隆，再次消毒。

4. 穿刺针头接10ml注射器，在后穹隆中央或略偏病灶侧刺入。

5. 待有落空感后，立即抽吸，必要时适当改变方向或深浅度。

6. 穿刺结束，拔除针管针头，用棉球局部压迫止血片刻。

7. 止血后依次撤除操作器械。

【注意事项】

1. 穿刺方向　沿与宫颈管平行方向进针，不可过分向前或向后，以免刺入宫体或损伤直肠。

2. 穿刺深度　一般2～3cm，不宜过深。有时积液量少，针头超过液平面而抽不出液体，此时可边退针边抽吸。

3. 术前B超检查可显著判断盆腔积液的有无及多少。

四、腰穿术

【适应证】

1. 颅内占位性病变，了解颅内压力高低和蛋白含量。

2. 蛛网膜下腔出血者，诊断、减压及引流治疗。

3. 出血性脑血管病与缺血性脑血管病的诊断和鉴别诊断。

4. 脑脊液感染性疾病，脱髓鞘性疾病和变性疾病的诊断和鉴别诊断。

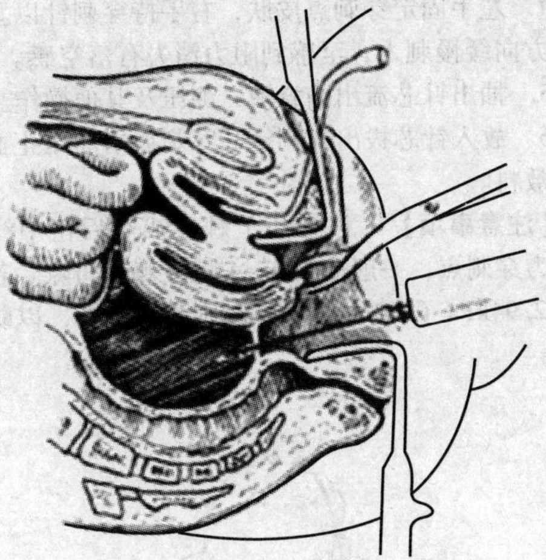

图 5-1　经阴道后穹隆穿刺术

5. 颅脑手术后检查颅内压及出血情况。

6. 脊髓病变，进行脑脊液动力学检查，以明确脊髓腔有无梗阻及梗阻程度。

7. 用于椎管内注射药物。

【禁忌证】

1. 败血症及穿刺部位的皮肤、皮下软组织或脊柱有感染。

2. 有严重颅内压增高或已出现脑疝迹象者。

3. 高颈段脊髓肿物或脊髓外伤的急性期。

【操作方法】

1. 患者取侧卧位，背部与床面垂直，头向胸部屈曲，两手抱膝紧贴腹部，使躯干呈弓形。

2. 取腰 2 至骶 1（以腰 3～4 为主）椎间隙做穿刺点。

3. 0.1% 利多卡因局部浸润麻醉。

4. 左手固定穿刺点皮肤，右手持穿刺针以垂直背部的方向缓慢刺入，至感到阻力消失有落空感。

5. 抽出针芯流出脑脊液，测压及其他操作。

6. 放入针芯拔出穿刺针。穿刺点稍加压止血，敷无菌敷料。

【注意事项】 以髂后上棘连线与后正中线的交会处为穿刺点，一般取第3~4腰椎棘突间隙。若颅压超过2.94kPa（300mmH_2O）时则不宜放液，以防脑疝发生。

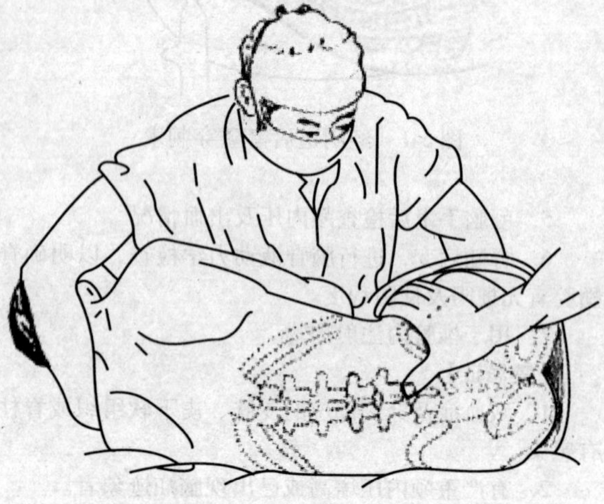

图5-2 腰穿术

五、超声引导下穿刺术

【适应证】

1. 盆、腹腔积液的引流，缓解症状同时明确积液性质，细胞学检查找瘤细胞。

2. 子宫内膜异位囊肿的穿刺抽吸治疗。

3. 盆腔炎性肿物或脓肿的引流。

4. 辅助生殖技术中的取卵。

【禁忌证】

1. 穿刺途径无法避开大血管及重要器官者。

2. 严重出血倾向者。

3. 全身或生殖道急性炎症。

【操作方法】

1. 消毒外阴阴道宫颈，后穹隆放置含局麻药的湿纱布。

2. 取出纱布，将套有无菌避孕套的探头置入阴道内，打开穿刺指示线，寻找最佳穿刺路线。

3. 在彩超指引下穿刺，避开血管及盆腔脏器。

4. 穿刺结束，拔除穿刺针，确认穿刺点无活跃出血。

【注意事项】

1. 经净 3 ~ 7 天操作。

2. 如囊内液黏稠，可注入适量生理盐水稀释后再抽吸，至抽净。

3. 如为巧克力囊肿，应尽量抽净，抽净后可注入无水酒精封闭囊腔防止复发。

（任　常　罗　敏）

第六章　妇科常见病变分期、分级

第一节　常见妇科恶性肿瘤分期系统

表 6-1　原发性卵巢恶性肿瘤的手术病理分期（FIGO，2000）

Ⅰ期	肿瘤局限于卵巢
Ⅰa	肿瘤局限于一侧卵巢，包膜完整，表面无肿瘤，腹腔积液或腹腔冲洗液中未查见恶性细胞
Ⅰb	肿瘤局限于两侧卵巢，包膜完整，表面无肿瘤，腹腔积液或腹腔冲洗液中未查见恶性细胞
Ⅰc	肿瘤局限于一侧或双侧卵巢，伴有以下任何一项者：包膜破裂，卵巢表面有肿瘤，腹腔积液或腹腔冲洗液中查见恶性细胞
Ⅱ期	肿瘤累及一侧或双侧卵巢，伴盆腔内扩散
Ⅱa	肿瘤蔓延和/或扩散至子宫和/或输卵管，腹腔积液或冲洗液中无恶性细胞
Ⅱb	肿瘤蔓延至其他盆腔组织，腹腔积液或冲洗液中无恶性细胞
Ⅱc	Ⅱa 或Ⅱb 病变，但腹腔积液或冲洗液中有恶性细胞
Ⅲ期	一侧或双侧卵巢肿瘤，伴盆腔外腹膜转移和/或区域淋巴结转移，肝表面转移为Ⅲ期
Ⅲa	淋巴结阴性，组织学证实盆腔外腹膜表面有镜下转移
Ⅲb	淋巴结阴性，盆腔外腹膜转移灶直径≤2cm

续 表

Ⅲc	盆腔外腹膜转移灶直径 >2cm 和/或腹膜后区域淋巴结阳性
Ⅳ期	远处转移（胸腔积液有癌细胞，肝实质转移）

注：Ⅰc 或Ⅱc，如细胞学阳性，应注明是腹腔积液还是腹腔冲洗液；如包膜破裂，应注明是自然破裂还是手术操作时破裂；肝包膜转移为Ⅲ期。

表 6-2　子宫颈癌临床分期（FIGO，2009）

Ⅰ期	肿瘤局限于子宫颈（不考虑宫体受累）
ⅠA	显微镜下诊断的浸润癌，浸润深度≤5mm，宽度≤7mm
ⅠA1	间质浸润深度≤3mm，宽度≤7mm
ⅠA2	间质浸润深度 >3mm 至 5mm；宽度≤7mm
ⅠB	临床可见肿瘤，限于宫颈；或镜下病变超过 IA 期
ⅠB1	临床可见肿瘤，最大径线≤4.0cm
ⅠB2	临床可见肿瘤，最大径线 >4.0cm
Ⅱ期	超出子宫，但未达盆壁或下 1/3 阴道
ⅡA	无宫旁浸润
ⅡA1	临床可见肿瘤，最大直径≤4.0cm
ⅡA2	临床可见肿瘤，最大直径 >4.0cm
ⅡB	明显宫旁浸润
Ⅲ期	肿瘤达盆壁和/或阴道下 1/3 受累和/或导致肾积水或无功能肾
ⅢA	肿瘤累及阴道下 1/3，未达盆壁
ⅢB	肿瘤达盆壁和/或导致肾积水或无功能肾
Ⅳ期	肿瘤超出真骨盆，累及膀胱或直肠黏膜（活检证实），和/或远处转移
ⅣA	相邻脏器转移
ⅣB	远处脏器转移

注：血管淋巴间隙受累不改变分期。

表6-3 子宫内膜癌手术病理分期（FIGO，2009）

Ⅰ期	肿瘤局限于子宫体
ⅠA	无或<1/2肌层浸润
ⅠB	≥1/2肌层浸润
Ⅱ期	肿瘤累及宫颈间质，无宫体外蔓延
Ⅲ期	肿瘤局部和/或区域播散
ⅢA	肿瘤累及子宫浆膜和/或附件
ⅢB	阴道和/或宫旁受累
ⅢC	盆腔和/或腹主动脉旁淋巴结转移
ⅢC1	盆腔淋巴结阳性
ⅢC2	腹主动脉旁淋巴结阳性
Ⅳ期	膀胱和/或直肠黏膜转移，和/或远处转移
ⅣA	膀胱和/或直肠黏膜转移
ⅣB	远处转移，包括腹腔内转移和/或腹股沟淋巴结转移

注：肿瘤局限于内膜层和浅肌层合为Ⅰa期，深肌层浸润变为Ⅰb，取消Ⅰc期。仅宫颈管腺体受累为Ⅰ期，非Ⅱ期。腹腔冲洗液/腹腔积液细胞学阳性不改变分期，但应单独报告。腹主动脉旁LN阳性改变分期，因此内膜癌分期手术需常规切除腹主动脉旁LN。

表6-4 子宫肉瘤分期（FIGO，2009）

（1）平滑肌肉瘤

Ⅰ期	肿瘤局限于子宫
ⅠA	<5cm
ⅠB	>5cm
Ⅱ期	肿瘤扩散到盆腔

第六章

续　表

ⅡA	附件受累
ⅡB	侵犯到子宫外的盆腔组织
Ⅲ期	肿瘤扩散到腹腔
ⅢA	1处
ⅢB	1处以上
ⅢC	盆腔或腹主动脉旁淋巴结转移
Ⅳ期	膀胱和/或直肠转移，和/或远处转移
ⅣA	膀胱和/或直肠转移
ⅣB	远处转移

（2）子宫内膜间质肉瘤（ESS）和腺肉瘤

Ⅰ期	肿瘤局限于子宫
ⅠA	肿瘤局限在内膜或宫颈管，无肌层浸润
ⅠB	≤1/2肌层浸润
ⅠC	>1/2肌层浸润
Ⅱ期、Ⅲ期、Ⅳ期：同平滑肌肉瘤	

（3）癌肉瘤（恶性混合性苗勒管肉瘤 MMMT）：按照子宫内膜癌分期

表6-5　外阴癌手术病理分期（FIGO，2009）

Ⅰ期	肿瘤局限于外阴或会阴，无淋巴结转移
ⅠA	病变≤2cm，间质浸润≤1.0mm
ⅠB	病变>2cm和/或间质浸润>1.0mm

续 表

Ⅱ期	任何大小肿瘤，侵犯下列相邻部位，但无淋巴结转移： 下 1/3 尿道、下 1/3 阴道，肛门
Ⅲ期	任何大小肿瘤，腹股沟 - 股淋巴结阳性 有或无下列相邻部位受累：下 1/3 尿道、下 1/3 阴道，肛门
ⅢA	(i) 1 个淋巴结转移（≥5mm）或
	(ii) 1~2 个淋巴结转移（<5mm）
ⅢB	(i) 2 个或以上淋巴结转移（≥5mm）或
	(ii) 3 个或以上淋巴结转移（<5mm）
ⅢC	淋巴结阳性伴包膜破裂
Ⅳ期	肿瘤累及上 2/3 尿道、上 2/3 阴道，或远处转移
ⅣA	肿瘤累及下列部位
	(i) 上尿道和/或阴道黏膜，膀胱黏膜，直肠黏膜，或固定在盆壁
	(ii) 腹股沟 - 股淋巴结固定或溃疡形成
ⅣB	任何远处转移，包括盆腔淋巴结转移

注：不论原发病灶大小应系统切除双侧腹股沟淋巴结，病理报告应包括：阳性淋巴结的数量、大小和包膜完整或破裂。浸润深度指肿瘤邻近最表浅真皮乳头的表皮 - 间质连接处至浸润最深点。

表 6-6 阴道癌 FIGO 及 UICC 分期

FIGO	癌肿累及范围	UICC 分期（TNM）
0	原位癌（浸润前癌）	$TisN_0M_0$
Ⅰ	癌瘤局限于阴道	$T1N_0M_0$

第六章

续 表

Ⅱ	癌瘤侵及阴道旁组织但未达盆壁	$T_2N_0M_0$
Ⅲ	癌瘤扩散达盆壁	$T_3N_0M_0$，$T3N_1M_0$ $T_1N_1M_0$，$T_2N_1M_0$
Ⅳa	癌瘤侵及膀胱及直肠黏膜，和/或扩散超出真骨盆	T_4，anyN，M_0
Ⅳb	远处转移	AnyT，anyN，M_1

表6-7 输卵管癌手术-病理分期（FIGO，2000）

0期	原位癌（浸润前癌）
Ⅰ期	肿瘤局限于输卵管
Ⅰa	肿瘤局限于一侧输卵管，未穿透浆膜层，无腹腔积液或腹腔冲洗液中未查见恶性细胞
Ⅰb	肿瘤局限于两侧输卵管，未穿透浆膜层，无腹腔积液或腹腔冲洗液中未查见恶性细胞
Ⅰc	肿瘤局限于一侧或双侧输卵管，达到或穿透输卵管浆膜层，或在腹腔积液或腹腔冲洗液中查见恶性细胞
Ⅱ期	肿瘤累及一侧或双侧输卵管，伴盆腔内扩散
Ⅱa	扩散和/或转移至子宫和/或卵巢，腹腔积液或冲洗液中无恶性细胞
Ⅱb	扩散到其他盆腔组织，腹腔积液或冲洗液中无恶性细胞
Ⅱc	Ⅱa或Ⅱb病变，腹腔积液或冲洗液中有恶性细胞
Ⅲ期	一侧或双侧输卵管，伴盆腔外的腹腔内种植和/或区域淋巴结阳性

续 表

Ⅲa	淋巴结阴性，显微镜下盆腔外腹膜转移
Ⅲb	淋巴结阴性，盆腔外腹膜转移灶最大直径≤2cm
Ⅲc	盆腔外腹膜转移灶最大直径＞2cm 和/或腹膜后区域淋巴结阳性
Ⅳ期	远处转移（不包括腹膜转移）

滋养细胞肿瘤临床分期标准及预后评分

宋氏分期：

表 6-8 宋鸿钊教授提出的滋养细胞肿瘤临床分期

期别	定义
Ⅰ	病变局限于子宫
Ⅱ	病变超出子宫但局限于生殖器官
Ⅱa	转移至宫旁组织或附件
Ⅱb	转移至阴道
Ⅲ	病变转移至肺伴或不伴有生殖道转移
Ⅲa	转移瘤直径小于 3cm 或片状阴影不超过一侧肺之半
Ⅲb	转移灶超过上述范围
Ⅳ	病变转移至脑肝肠肾等其他器官

第六章

FIGO 分期：

表 6-9　FIGO（2000 年）的 GTN 分期及预后评分标准

分期				
Ⅰ期	病变局限于子宫			
Ⅱ期	GTN 超出子宫，但局限于生殖器官（附件、阴道、阔韧带）			
Ⅲ期	GTN 转移至肺，伴或不伴有生殖道转移			
Ⅳ期	所有其他部位的转移			
预后评分				
记分	0	1	2	4
年龄（岁）	<40	≥40	–	–
末次妊娠	葡萄胎	流产	足月产	
妊娠终止至化疗开始的间隔（月）	<4	4～<7	7～<13	≥13
治疗前的血清 hCG（IU/L）	$<10^3$	$10^3\sim10^4$	$10^4\sim10^5$	$>10^5$
肿瘤最大直径（cm）（包括子宫）	<3	3～<5	≥5	
转移部位	肺	脾、肾	胃肠道	脑、肝
转移数目	–	1～4	5～8	>8
既往化疗失败史	–	–	单药	两个药或多药

注：GTN，妊娠滋养细胞肿瘤；HCG，人绒毛膜促性腺激素。

肺内大于 3cm 的肿瘤计数或肺内转移瘤计数以胸片所见计算。

为了分期和指定预后评分，先用罗马数字Ⅰ、Ⅱ、Ⅲ和Ⅳ对患者的诊断进行分期，然后用阿拉伯数字表示所有实际危险因素的记分总数，用冒号将二者隔开，例如Ⅱ期：4 分，Ⅳ期：9 分。以 6 分为界将患者分为低危和高危组。

第六章

第二节　盆腔器官脱垂评分

表 6-10　子宫脱垂的临床分度（“两病”科研协作组，1981 年）

Ⅰ度	轻型	宫颈外口距处女膜缘 <4cm，未达处女膜缘
	重型	宫颈已达处女膜缘，阴道口可见子宫颈
Ⅱ度	轻型	宫颈脱出阴道口，宫体仍在阴道内
	重型	部分宫体脱出阴道口
Ⅲ度		宫颈及宫体全部脱出于阴道口外

表 6-11　阴道前壁脱垂的临床分度

Ⅰ度	阴道前壁形成球状物，向下突出，达处女膜缘，但仍在阴道口内
Ⅱ度	阴道壁展平或消失，部分阴道前壁突出于阴道口外
Ⅲ度	阴道前壁全部脱出于阴道口外，只能伴随Ⅱ度以上的子宫脱垂存在

表 6-12　张力性尿失禁的分度

轻度	发生在咳嗽和打喷嚏时，至少每周发作 2 次
中度	发生在日常活动中
重度	发生在站立位时

表 6-13　盆腔脏器脱垂分度（POP-Q 分类法）

分度	内容
0	没有脱垂。Aa、Ap、Ba、Bp 都在 -3cm。C 点在 TVL 和 -（TVL-2cm）之间
Ⅰ	脱垂最远处在处女膜内，距离处女膜 >1cm 处
Ⅱ	脱垂最远处在处女膜边缘的 1cm 内，不论在处女膜内还是外
Ⅲ	脱垂最远处在处女膜外，距离处女膜边缘 >1cm 但 <2cm，并 <TVL
Ⅳ	阴道完全或几乎完全脱垂。脱垂最远处超过或等于 +（TVL-2cm）

指示点

指示点	内容描述	范围（cm）
Aa	距处女膜 3cm 的阴道前壁处	−3，+3
Ba	阴道前壁脱出离处女膜最远处	−3，+TVL
C	宫颈或子宫切除的阴道残端	±TVL
D	后穹隆（没有切除子宫者）	±TVL 或空缺（子宫切除后）
Ap	距处女膜 3cm 的阴道后壁处	−3，+3
Bp	阴道后壁脱出离处女膜最远处	−3，+TVL

记录表

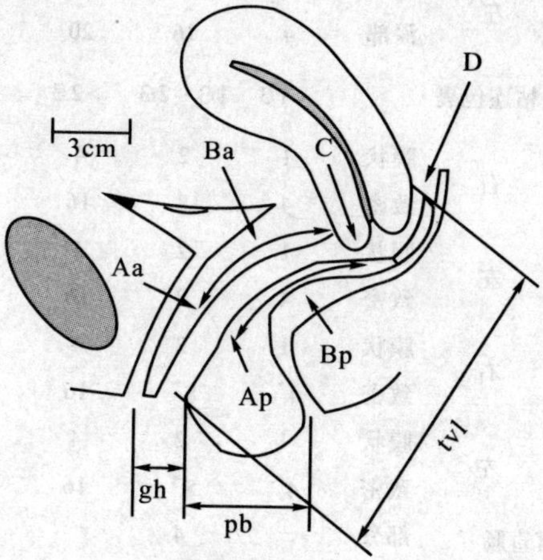

阴道前壁 Aa 点	阴道前壁 Ba 点	宫颈或阴道残端 C 点
生殖道开口宽度 gh	会阴体长度 pb	阴道全长 TVL
阴道后壁 Ap 点	阴道后壁 Bp 点	后穹隆 D 点

第三节　美国生育协会制订的子宫内膜异位症的修订分期

表 6-14　美国生育协会制订的子宫内膜异位症的修订分期

病灶大小			<1cm	1~3cm	>3cm	得分
腹膜		浅表	1	2	4	
		深部	2	4	6	
卵巢	右	浅表	1	2	4	
		深部	4	16	20	
	左	浅表	1	2	4	
		深部	4	16	20	
粘连包裹			<1/3	1/3~2/3	>2/3	得分
卵巢	右	膜状	1	2	4	
		致密	4	8	16	
	左	膜状	1	2	4	
		致密	4	8	16	
输卵管	右	膜状	1	2	4	
		致密	4*	8*	16	
	左	膜状	1	2	4	
		致密	4*	8*	16	
子宫直肠陷凹封闭		部分		4		
		完全		40		
评分总计						

*：若输卵管全部包入应改为 16 分。

第四节 生殖内分泌评分

表 6-15 青春期第二性征发育的 Marshall 和 Tanner 分期

分期	乳房	阴毛
Ⅰ期（青春前期）	仅有乳头突出	无阴毛
Ⅱ期	乳腺萌出期：乳房和乳头呈小丘隆起，乳晕直径增大。平均年龄 9.8 岁	阴毛稀少，长，有色素的毛发主要出现在大阴唇。平均年龄 10.5 岁
Ⅲ期	乳房、乳头和乳晕进一步增大；乳房乳晕无分离。平均年龄 11.2 岁	阴毛增粗，色加深，开始卷曲，范围蔓延至阴阜。平均年龄 11.4 岁
Ⅳ期	乳晕和乳头高出乳房形成第二小丘。平均年龄 12.1 岁	阴毛成年型，阴毛丰富；但范围较小。平均年龄 12.0 岁
Ⅴ期	乳晕小丘退缩与乳头平；乳房呈一个丘。平均年龄 14.6 岁	阴毛量及分布呈成年型。平均年龄 13.7 岁

表 6-16 外阴男性化的 Prader 分型

分型	描述
Ⅰ	阴蒂稍大，阴道与尿道口正常
Ⅱ	阴蒂较大，阴道口为漏斗形，但阴道和尿道口仍分开

续　表

分型	描述
Ⅲ	阴蒂显著增大，阴道与尿道开口于一个共同的尿生殖窦
Ⅳ	阴蒂显著增大似阴茎，阴茎基底部为尿生殖窦开口，类似尿道下裂，生殖隆起大部分融合
Ⅴ	阴蒂似男性阴茎，尿道口在阴茎头部，生殖隆起完全融合，阴囊内无性腺，常被误认为有隐睾的男性

表 6-17　毛发的 Ferriman-Gallway 评分标准

部位	评分	定　义
上唇	1	外侧毛少许
	2	外侧小胡须
	3	胡须从外向内延伸一半
	4	胡须延伸至中线
下唇	1	少许散在的毛
	2	分散的毛有小积聚
	3	完全覆盖，轻
	4	完全覆盖，重
胸	1	乳晕周围的毛
	2	另加中线的毛
	3	上述区域融合覆盖 3/4
	4	完全覆盖
背上部	1	少许散在的毛
	2	较多但仍分散
	3	完全覆盖，轻
	4	完全覆盖，重

续 表

部位	评分	定 义
背下部	1	骶部一簇毛
	2	一些横向延伸
	3	覆盖3/4
	4	完全覆盖
上腹部	1	少许中线毛
	2	较多但仍在中线
	3	覆盖一般
	4	完全覆盖
下腹部	1	少许中线毛
	2	一条中线毛
	3	一条带状中线毛
	4	倒V字形生长
臀部	1	稀疏未超过1/4
	2	较多但未完全覆盖
	3	完全覆盖，轻
	4	完全覆盖，重
大腿	1、2、3、4	同臀部

表6-18 评价绝经期综合征严重程度的Kupperman评分表

症状	基本分	0分	1分	2分	3分
潮热及出汗	4	无	<3次/天	3~9次/天	>9次/天
感觉障碍	2	无	偶有	中	重

第六章

续 表

症状	基本分	0分	1分	2分	3分
失眠	2	无	偶有	经常，服安眠药有效	影响工作学习
易激动	2	无	偶有	经常，能克制	经常，不能克制
抑郁及疑心	1	无	偶有	经常，能克制	失去生活信念
头昏	1	无	偶有	经常，不影响生活	影响生活
疲乏	1	无	偶有	上四楼困难	日常生活受限
肌肉、关节痛	1	无	偶有	经常，能忍受	功能障碍
头痛	1	无	偶有	经常，能忍受	需治疗
心悸	1	无	偶有	经常，不影响生活	需治疗
皮肤蚁走感	1	无	偶有	经常，能忍受	需治疗
阴道干	1	无	轻	中	重

（周 莹）

第七章　妇科常用药物

第一节　生殖激素

药名及制剂规格	用法用量	备注
1.雌激素		
苯甲酸雌二醇 (女性素) estradiol benzoate 针剂:1mg/1ml	肌注: 更年期综合征:1~2mg tid 子宫发育不良:1~2mg 每2~3天1次 子宫出血:1mg qd,1周后改用黄体酮 退奶: 2mg qd 至生效为止	1.用于卵巢功能不全、闭经、更年期综合征、退奶等 2.围生期合理用药危险度等级:X
补佳乐 (戊酸雌二醇) estradiol valerate (progynova) 片剂:1mg/片	口服: 1~2mg qd,每21天治疗后,可有一个停药期,通常1周或更短(非连续性雌激素替代治疗),或每天连续用药(连续性雌激素替代疗法)	1.适用于绝经后的更年期症状,或卵巢切除后及非癌性疾病放射性去势后的雌激素不足的症状 2.围生期合理用药危险度等级:X

续 表

药名及制剂规格	用法用量	备注
己烯雌酚 （乙烯雌酚，人造求偶素） diethylstilbestrol （stilbestrol） 片剂：1mg/片	口服： 闭经：不超过0.25mg/d 人工月经：0.25mg/d，连服20天，共3周期；子宫发育不全：0.1～0.2mg/d，服半年，经期停服；功能性子宫出血：0.5～1mg/晚，连服20天 绝经期综合征：0.25mg/d，症状控制后改为0.1mg/d 退奶：5mg/次，2～3次/日，连服3天 老年性阴道炎，阴道塞药，1～2片（0.2mg/片）/晚，共用7天	1.用于卵巢功能不全或垂体功能异常引起的各种疾病、闭经、子宫发育不全、功能性子宫出血、绝经期综合征、老年性阴道炎及退奶等 2.氨苄青霉素可影响本品吸收 3.围生期合理用药危险度等级：X
松奇 （雌二醇贴剂） Fem7 贴剂：1.5mg/贴	贴皮： 一般情况下，每次使用1个贴片，每个贴片可以使用7日，7日后更换用另一个新的贴片，特殊情况下癌，最多同时使用2片贴片	1.减轻绝经引起的症状。推迟绝经后出现的低雌激素水平引起骨质疏松和动脉粥样硬化或冠心病等 2.围生期合理用药危险度等级：X

药名及制剂规格	用法用量	备注
更宝芬 (普罗雌烯阴道胶囊) promestriene vaginal capsules (colpotrophine) 胶囊剂:10mg/粒	阴道内用:通畅每天1粒,1个疗程20天	1.用于因雌激素不足导致的阴道萎缩;宫颈、阴道和外阴的黏膜部分因分娩、局部手术或物理疗法等引起损伤的迁延不愈,结痂延迟 2.围生期合理用药危险度等级:X
欧维婷 (雌三醇软膏) qvestin 霜剂:15g	阴道内用: 缓解绝经期综合征:第1周500mg qd,再减至维持量(每周2次) 绝经后妇女阴道手术:术前2周500mg qd,术后2周每周2次,1次500mg	1.用于雌激素缺乏引起的泌尿生殖道萎缩性症状;预防复发性阴道和尿道下部感染;也可用于绝经后妇女阴道手术前后 2.围生期合理用药危险度等级:X
尼尔雌醇 (戊炔雌三醇,维尼安) nylestriol (CEE3) 片剂:2mg/片	口服:5mg 1次,每月1次。症状改善后维持量为1~2mg 1次,每月2次,3个月为1疗程	1.口服长效雌激素。能选择性作用于阴道及子宫颈管,对子宫实体、子宫内膜作用很小。用于雌激素缺乏引起的绝经期或更年期综合征 2.围生期合理用药危险度等级:X

续　表

药名及制剂规格	用法用量	备注
倍美力 (结合雌激素) conjugated Estrogens (premarin) 片剂：0.625mg/片 0.3mg/片 霜剂：8.75mg 14g/支	口服： 与更年期有关的中、重度血管舒缩症：1.25mg qd，周期性给药（服用3周，停1周） 萎缩性阴道炎，0.9～1.25mg qd，周期性给药 雌激素低水平，女性性腺机能减退：2.5～7.5mg qd 卵巢切除或原发性卵巢功能不足：1.25mg qd 骨质疏松症，0.625mg qd，周期性给药	1.减轻绝经期症状如面部、颈部和胸的发热或突然性发热和发汗，预防骨质疏松症。治疗由于激素失调所导致的异常子宫出血，萎缩性阴道炎 2.与利福平合用可降低本品的药效 3.围生期合理用药危险度等级：X
利维爱 (7-甲基异炔诺酮，替勃龙) tibolone (livial) 片剂：2.5mg/片	口服： 1片 qd。至少连续服用3个月，可长期服用	1.仿性腺皮质激素，兼有雌激素、孕激素和轻度的雄激素活性。适用于自然绝经和手术绝经所引起的各种症状 2.整片吞服，不可咬嚼 3.围生期合理用药危险度等级：X

续 表

药名及制剂规格	用法用量	备注
克龄蒙 (戊酸雌二醇/醋酸环丙孕酮) 片剂:日历式包装	口服: 每日1片,直至服完21片,停药7天	1激素替代治疗,用于更年期综合征,预防绝经后骨质疏松;原发性和继发性闭经;月经周期紊乱 2.日历式包装,每板含有11片戊酸雌二醇,每片含戊酸雌二醇2mg;及10片戊酸雌二醇与醋酸环丙孕酮处长方片剂,每片含戊酸雌二醇2mg,醋酸环丙孕酮1mg 3.围生期合理用药危险度等级:X
2.孕激素		
黄体酮 (保孕素) Progesterone (Progestin) 针剂:20mg/ml	肌注: 先兆流产:20mg qd至疼痛缓解及出血停止后,减为10mg qd 习惯性流产:自妊娠始,每次5~10mg,每周2~3次 功血:10mg qd,连用5~10日,如月经来潮,立即停药;闭经:预计月经来潮前8~10日,10mg qd,6~8天 经前期紧张综合征:于月经前12天始,10~20mg qd,连续10天	1.用于先兆流产、习惯性流产、痛经、功血、闭经等 2.用药尽量配合月经周期,停药后会发生撤药性出血 3.围生期合理用药等级:D

第七章

续 表

药名及制剂规格	用法用量	备注
琪宁 (黄体酮胶丸) progesterone soft capsules 胶囊剂:100mg/粒	口服: 每日200~300mg,1次或分2次服用。每次剂量不超过200mg	1.用于不孕症、黄体功能不足、功能性子宫出血、先兆流产或习惯性流产等 2.服药时间最好远离进餐时间 3.围生期合理用药等级:D
达芙通 (地屈孕酮) dydrogesterone 片剂:10mg/片	口服: 痛经:从月经周期的第5~25天,10mg bid 子宫内膜异位症:从月经周期的第5~25天,10mg bid/tid 闭经:从月经周期的第1~25天,每日服用雌二醇,1次/日。从月经周期的第11~25天,联合用地屈孕酮,10mg bid 经前期综合征、月经不规则:从月经周期的第11~25天,10mg bid 先兆流产:起始剂量1次口服4片地屈孕酮,随后每8小时服1片地屈孕酮至症状消失	1.用于治疗内源性孕酮不足引起的疾病,如:痛经、子宫内膜异位症、继发性闭经、月经周期不规则、功能失调性子宫出血、经前期综合征、孕激素缺乏所致先兆性流产或习惯性流产及黄体不足所致不孕症 2.应用于习惯性流产或先兆性流产时,应确定胎儿是否存活 3.围生期合理用药等级:D

第七章

续 表

药名及制剂规格	用法用量	备注
甲羟孕酮 （安宫黄体酮） medroxyprogesterone （provera） 片剂:2mg/片 250mg/片	口服: 先兆流产:4～8mg bid 或 tid 习惯性流产:开始3个月,10mg qd,第4～4.5个月20mg qd,最后减量停药 痛经:月经周期第6天开始,2～4mg qd,连服20天 功能性闭经:4～8mg qd,连用5～10天 癌症姑息疗法:250mg tid	1.用于痛经、功能性闭经、功能性子宫出血、子宫内膜异位症等,或用于姑息治疗对激素敏感的肿瘤,如乳腺癌、子宫内膜癌等 2. 大剂量长期用药可产生肾上腺皮质激素反应,尤要注意糖尿病和高血压患者 3.围生期合理用药危险度等级:X
甲地孕酮 megestrol 片剂:160mg/片	口服: 乳腺癌:160mg qd 子宫内膜癌:每日40～320mg,1次或分次服	1.用于乳癌和子宫内膜癌 2.围生期合理用药危险度等级:X
炔诺酮 （妇康片） norethisterone 片剂: 0.625mg/片	口服: 每日8片,1次或分次服用	1.用于月经不调,子宫功能性出血,子宫内膜异位症等,与雌激素类药合用,能抑制排卵,可作避孕药 2.不适用于保胎 3.围生期合理用药等级:X

续 表

药名及制剂规格	用法用量	备注
左炔诺孕酮（毓婷、惠婷、安婷、保仕婷、诺爽）片剂：0.75mg/片	紧急避孕：未保护性同房后72小时内间隔12小时各服1片探亲避孕药成分，具体使用参考说明书	1.合成孕激素 2.围生期用药等级：X
内美通（孕三烯酮）gestrinone（nemestran）胶囊剂：2.5mg/粒	口服：子宫内膜异位症：5mg/周，于月经周期第1天2.5mg，第4天服2.5mg，以后每周按这固定两天服药，持续6个月以上	1.用于子宫内膜异位症伴随或不伴随不育 2.若忘记服1次药，一旦发现就补服1粒，以后按原方法在每周服药日子继续服用 3.围生期合理用药等级：X

3.雄激素

丙酸睾酮（丙酸睾丸酮）testosterone（andronate）针剂：25mg/ml	肌注：月经过多或子宫肌瘤、老年性骨质疏松症：25～50mg/次，2～3次/周再生障碍性贫血，女性乳腺癌及乳癌骨转移可用至50～100mg qod	1.用于无睾症、隐睾症、男性性腺功能减退症、妇科疾病如月经过多、晚期乳腺癌、子宫肌瘤、卵巢癌、老年性骨质疏松及再生障碍性贫血等 2.大剂量可引起女性男性化 3.围生期合理用药等级：X

续 表

药名及制剂规格	用法用量	备注
达那唑（炔睾醇）danazol（danocrione）胶囊剂：200mg/粒	口服： 子宫内膜异位症：月经周期第1～3天开始，200mg bid，总量1天不超过800mg，连续3个月为一疗程 性早熟：200～400mg qd	1.妇科用于子宫内膜异位症、性早熟等 2.多数妇女发生闭经，少数有不规则阴道出血 3.围生期合理用药等级：X

第二节 促性腺激素

药名及制剂规格	用法用量	备注
氯米芬（法地兰，克罗米芬）clomifene 胶囊剂：50mg/粒	口服： 促排卵：50mg～150mg qd，连续5天，于月经周期第5日起服（无月经者任意1天开始） 闭经：撤退性出血后第5天开始服用	1. 低剂量诱发排卵，高剂量明显抑制垂体促性腺激素的释放 2. 用于避孕药引起的闭经及月经紊乱 3. 围生期合理用药等级：C

续　表

药名及制剂规格	用法用量	备注
绒促性素（绒毛膜促性腺激素）chorionic gonadotrophin（HCG）粉针剂：2000U/支 5000U/支	肌注： 无排卵性不育症：500～1000U qd，于经期第10天起，连用5天 黄体功能不全：500～1000U qd，于经期第15～17天，连用5天 功能性子宫出血：300～1500U qd，连用3～5日 先兆流产或习惯性流产：3000～5000U qd或qod，共5～10次	1. 用于无排卵性不孕症、黄体功能不全、习惯性流产 2. 围生期合理用药等级：C
尿促性素（绝经促性素）menotrophin（hmg，pergonal）粉针剂：75U/支	肌注： 诱导排卵：开始75～150U qd，连用7～12天，至雌激素水平增高后，再肌注绒促性素（1000U qd，连用5天，或1次3000U）	1. 临床主要与绒促性素合用，用于促性腺激素分泌不足所致的原发性或继发性闭经，无排卵性稀发月经及所致的不孕症等 2. 过量可致卵巢刺激过度综合征、卵巢增大、卵巢囊肿破裂，多胎妊娠及流产等 3. 围生期合理用药等级：X

续 表

药名及制剂规格	用法用量	备注
果纳芬（重组人促卵泡激素）urofollitrophin（fsh，metrodin）粉针剂：75U/支	皮下注射或肌注：75～150U qd，治疗周期持续8～10天	1. 用于多囊卵巢综合征患者诱导排卵，以及LH/FSH比值升高，激素平衡失调所致的闭经，排卵功能障碍性不育症等患者诱导排卵 2. 围生期合理用药等级：B

第三节 促性腺激素释放激素类似物

药名及制剂规格	用法用量	备注
亮丙瑞林（抑那通）leuprorelin（enantone）冻干粉针剂：3.75mg/瓶（附悬浮剂2ml）	皮下注射：3.75mg/次，每4周1次，初次给药于月经周期的第1～5天	1. 用于子宫内膜异位症以及伴有月经过多、下腹痛、腰痛及贫血等的子宫肌瘤，可使肌瘤缩小和症状改善 2. 本品的雌激素降低作用可致更年期症状和发生骨质的损失 3. 只作皮下给药，静脉注射可诱发血栓。注射针头勿小于6号，部位应选上臂、腹部或臀部。每次注射应改换部位，并不得按摩注射部位

续　表

药名及制剂规格	用法用量	备注
曲普瑞林 （达菲林） triptorelin 冻干粉针剂：3.75mg/瓶（附悬浮剂 2ml）	肌内注射： 3.75mg/次，每 4 周 1 次	1. 用于性早熟、生殖器内外的子宫内膜异位症、联合应用诱导排卵、手术前子宫肌瘤的治疗 2. 1 个疗程应限制在 6 个月内。建议不要使用曲普瑞林或其他 GnRH 类似物进行第 2 个疗程的治疗
曲普瑞林 （达必佳） triptorelin （decapeptyl） 普通制剂：100μg/支 控释制剂：3.75mg/支	普通制剂：0.5mg qd，连续 7 天，然后 0.1mg qd 作为维持剂量 控释注射剂：每隔 28 日为 1 周期注射 1 次，皮下注射或肌注均可	1. 用于子宫内膜异位症，子宫肌瘤或辅助生育技术等 2. 本品的雌激素降低作用可致更年期症状和发生骨质的损失
戈舍瑞林 （诺雷德） zoladex 缓释植入剂：3.6mg/支	皮下注射： 每 28 日 1 次，作腹壁皮下注射	1. 可用于子宫内膜异位症的治疗 2. 6 个月为 1 疗程，目前尚无超过 6 个月的治疗资料

第四节 短效口服避孕药

药名及制剂规格	用法用量	备注
达英-35 ethinylestradiol and cyproterone acetate tablets (diane-35) 片剂：21 片/盒	口服： 月经周期第 1 日开始服，1 片/日，连服21 日。停药7 日后重新开始用药	1. 每片含醋酸环丙孕酮 2mg 和炔雌醇 0.035mg 2. 可用于避孕和女性雄激素依赖性疾病如痤疮、脂溢性皮炎、雄激素性脱发、轻型多毛症以及多囊卵巢综合征的调控 3. 妊娠，哺乳，严重肝功能损害，黄疸，动脉或静脉血栓栓塞或病史，确诊乳癌、子宫内膜癌、大量吸烟者等患者禁用
敏定偶 (复方孕二烯酮片) compound gestodene tablets (minulet) 片剂：28 片/盒	口服： 每日服用，两次间隔不超过 24 小时。建议在每天同一时刻服药	1. 每盒 21 片白色药片（炔雌醇 30μg + 孕二烯酮 75μg/片）加 7 片红色药片（无药理学活性） 2. 禁忌证同达英-35 3. 口服避孕药可降低血清叶酸的水平。在停用这类药物后不久怀孕的妇女发生叶酸缺乏及其并发症的机会很大。因此，如果妇女在停止服药后不久妊娠时，需补充叶酸

续 表

药名及制剂规格	用法用量	备注
妈富隆 （去氧孕烯炔雌醇片） desogestrel and ethinylestradio tablets （Marvelon） 片剂：21 片/盒	口服： 月经来潮的第 1 天即开始服用第 1 片，连续服用 21 天，然后停药 7 天，再开始第 2 个周期	1. 每片含炔雌醇 30μg 和去氧孕烯 150μg 2. 用于避孕、功血的治疗，停药即可怀孕 3. 与巴比妥、四环素、利福平、活性炭及某些缓泻剂合用，可发生不规则出血，并致本药药效降低
优思明 （屈螺酮炔雌醇片） drospirenone and ethinylestradiol tablets （yasmin） 片剂：21 片/盒	口服： 必须按照包装所标明的顺序，每天约在同一时间用少量液体送服。每日 1 片，连服 21 天。停药 7 天后开始服用下一盒药，其间通常会出现撤退性出血	1. 每片含乙炔基雌二醇 30μg + 屈螺酮 3mg 2. 与其他口服避孕药相比，最大的特点是水、钠潴留副作用轻，利于控制体重 3. 国内Ⅲ期临床试验最常见的 3 个与治疗相关的不良事件（发生率超过或接近 5%）为子宫不规则出血（6.3%）、恶心（4.7%）和情绪波动（5.6%）
口服避孕片 1 号 （复方炔诺酮） norethisterone Co. 片剂：22 片/盒	口服： 1 片/次，月经第 5 日开始，每晚 1 次，连服 22 日，如停药后 7 日仍不来月经，应立即开始下一疗程	1. 每片含炔诺酮 0.6mg，炔雌醇 35ug 2. 国产短效口服避孕药，可向计划生育专管部门免费索取 3. 开始服药数天内，少数人有类似早孕反应（如恶心、头昏等）、阴道出血，也偶有呕吐、奶胀、哺乳期妇女奶汁减少及皮疹等

续 表

药名及制剂规格	用法用量	备注
口服避孕片 2 号 (复方甲地孕酮) Megestrol Co. 片剂：22 片/盒	同复方炔诺酮片	1. 每片含甲地孕酮 1mg，炔雌醇 0.035mg 2. 同为国产短效口服避孕药，与口服避孕片 2 号类似

第五节 计划生育引产用药

药名及制剂规格	用法用量	备注
米非司酮 (息隐，含珠停) mifepriston 片剂：25mg/片 10mg/片	药物流产： 18～40 岁间，停经 49 天内的宫内妊娠者，第 1 天晨起空腹口服 50mg，间隔 12 小时再服 25mg，连服至第 3 天，总量为 150mg，1 小时后加用前列腺素制剂 紧急避孕： 无防护性生活后或避孕失败后 120h 内，单次口服 10mg 或 25mg	1. 用于抗早孕、催经止孕、胎死宫内引产等。与前列腺素并用可提高抗早孕完全流产率 2. 可用于无防护性生活后或避孕失败后，72h 内预防妊娠的临床补救措施 3. 服药前后 2 小时禁食 4. 围生期合理用药危险度等级：X

续 表

药名及制剂规格	用法用量	备注
米索前列醇 （喜克溃） misoprostol 片剂：200μg/片	口服： 在服用米非司酮36～48小时后，单次空腹口服米索前列醇0.6mg	1. 本品与米非司酮续贯合并使用，可用于终止停经49天内的早孕妊娠；严禁单独用于终止妊娠 2. 有使用前列腺素类药物禁忌者如青光眼、哮喘、过敏体质者禁用
依沙吖啶 （利凡诺） ethacridine 注射液： 2ml∶50mg	羊膜腔内注射，适用于14～27周的中期妊娠，结合孕周大小可适当增减剂量	1. 中毒时表现为少尿、无尿及黄疸，肝肾功能严重损伤 2. 安全剂量50～100mg，极量120mg，中毒剂量500mg，一般用量100mg以内

第六节　常用化疗药

药名及制剂规格	用法用量	备注
烷化剂		
环磷酰胺 （环磷氮芥） cyclophosphamide （endoxan，CTX） 片剂：50mg/片 粉针剂：0.2g/瓶	口服： 50～100mg/次，2～3次/日，1疗程总量10～15g 静注： 联合用药500～1000mg/m^2，3～4周为1疗程	1.副作用：骨髓抑制、脱发、胃肠道反应、口腔炎、膀胱炎等 2.肾功能异常慎用。本品代谢物对尿路有刺激，应用时应多喝茶水 3.围生期合理用药等级：C

第七章

续 表

药名及制剂规格	用法用量	备注
异环磷酰胺 (匹服平) ifosfamide (iphosphamide) 粉针剂:1.0g/瓶	静滴: 常用剂量每次1.2~2.0g/m²,每日1次,连续5日,每3~4周重复1次	1.副作用同环磷酰胺 2.本品应与泌尿系统保护剂美司那合用 3.围生期合理用药等级:D
美法仑 (苯丙氨酸氮芥,马法兰,爱克兰) melphalan (L-Phenylalanine mustard alkeran) 片剂:2mg/片	口服: 每日8~10mg/m²,每日1次,连用4~6日,每隔6周重复1次	1.适用于乳腺癌、卵巢癌、恶性黑色素瘤、软组织肉瘤等 2.消化道反应和骨髓抑制 3.围生期合理用药等级:D
司莫司汀 (甲环亚硝脲) semustine (meccnu) 胶囊剂:50mg/粒	口服: 单用100~200mg/m²,6~8周给药1次,亦可36mg/m²,1次/周,6周为1疗程。联用可75~150mg/m²,1次/6周或30mg/m²,1次/周,连用6周	1.用于恶性黑色素瘤 2.副作用为迟发性骨髓抑制,血小板、白细胞减少,亦有恶心、呕吐、食欲下降等胃肠道反应和口腔炎、脱发、肝损等 3.围生期合理用药等级:D
抗代谢类		

续　表

药名及制剂规格	用法用量	备注
甲氨蝶呤 （氨甲蝶呤，美素生） Methotrexate （MTX） 片剂：2.5mg/片 粉针剂：5mg/瓶、100mg/瓶、500mg/瓶	绒癌：成人10～30mg/次肌注，1次/日，连用5日 单次肌内注射$50mg/m^2$	1.抑制二氢叶酸还原酶，影响四氢叶酸生成，使DNA和RNA合成受阻 2.主要副作用为骨髓抑制、口腔炎、胃炎、腹泻、恶心、呕吐、严重时可便血 3.围生期合理用药等级：D
巯嘌呤 （6-巯基嘌呤） mercaptopurine （6-MP） 片剂：50mg/片	口服： 绒癌，每日6mg/kg，连用10天为1疗程，疗程间隔为3～4周	1.嘌呤拮抗剂，影响细胞核酸代谢，主要作用于细胞周期的S期 2.围生期合理用药等级：D
氟尿嘧啶 （5-氟尿嘧啶） fluorouracil （5-FU） 针剂：250mg/10ml	静脉滴注： 26～28mg/(kg·d) 连续8天 单药每日不超过1750mg	1.嘧啶拮抗剂，影响DNA及RNA的生物合成，对细胞增殖周期S期最敏感 2.副作用有骨髓抑制，消化道反应，严重者可有腹泻，局部注射部位静脉炎等 3.围生期合理用药等级：D

续 表

药名及制剂规格	用法用量	备注
阿糖胞苷 cytarabine (cytosine arabinoside, Ara-C, cytosar) 针剂:50mg/支	静注: 1～2mg/kg/d,连用10～14天为1疗程。或4～6mg/kg,2次/周 静滴: 5～7.5mg/kg/d,滴8～12小时,连用4～5天 皮下注射: 用于维持治疗,每次1～3mg/kg,1～2次/周	1.作用于S期,抑制DNA聚合酶活性并抑制DNA的合成,干扰DNA的复制 2.副作用有胃肠道反应、骨髓抑制、发热、脱发、皮疹、肝功能损伤等 3.围生期合理用药等级:D
吉西他滨 (双氟脱氧胞苷,健择,泽菲) gemcitabine (gemzar) 粉针剂:200mg/瓶,1g/瓶	静滴: 单药1000～1250mg/m^2,1次/周,连续2周后停药1周	1.本品抑制DNA合成,主要作用于G_1/S期 2.仅能用0.9%氯化钠溶解本品。配制浓度应少于40mg/ml才能溶解完全,配制好的溶液不得冷藏
羟基脲 hydroxycarbamide (hydroxyurea) 片剂:0.5g/片	口服: 0.5g/次,1～1.5g/d,或每次60～80mg/kg,2次/周,一般给药6～7周	1.抑制核苷酸还原酶,选择性阻止DNA合成,杀伤S期细胞,并可提高放射线的疗效 2.副作用主要为骨髓抑制和胃肠道反应

第七章

续　表

药名及制剂规格	用法用量	备注
氟脲苷 floxuridine 粉针剂:0.25g/瓶	静滴: 参照5-FU,肝动脉插管,250～500mg/次,1次/日 动脉灌注: 每瓶加入8～10ml注射用水溶解即可 静脉灌注: 每瓶加入8～10ml注射用水溶解,入5%葡萄糖注射液中	1.在体内经胸腺嘧啶核苷激酶作用转化为活性型氟脲苷单磷酸盐,从而抑制脱氧胸苷酸合成酶,影响DNA合成,为S期周期特异性药物 2.副作用为恶心、呕吐、食欲不振、腹泻及白细胞减少等
抗肿瘤抗生素		
放线菌素D (更生霉素) dactinomycin (actinomycin D, ACTD) 粉针剂:0.2mg/瓶	静滴或静注: 0.2～0.4mg/次,溶于5%葡萄糖500ml中滴注,溶于生理盐水20～40ml中推注,1日或隔日1次,1疗程总量4～6mg,两疗程间隔2周	1.抑制RNA的合成,作用于mRNA干扰细胞的转录过程 2.副作用主要为消化道反应、骨髓抑制 3.注射时防止药液漏出血管 4.围生期合理用药等级:D
丝裂霉素 (自力霉素) mitomycin (mytomycin, MMC) 粉针剂: 2mg/瓶(效价) 10mg/瓶(效价)	静注: 2mg/次,或2次/周,4～6mg/次,40～60mg为1疗程。或8～10mg/m^2静脉冲入,每3周1次	1.能破坏DNA结构和抑制其复制,从而抑制癌细胞分裂,是一种细胞周期非特异性药物 2.主要副作用为骨髓抑制、胃肠道反应 3.用药时防止药液漏出血管 4.围生期合理用药等级:C

续 表

药名及制剂规格	用法用量	备注
博来霉素 bleomycin (BLEOCIN) 粉针剂:15mg/支(效价)	皮下注射、肌注、静注:15～30mg/次,一般2次/周,根据病情可调节用药频率,使用总量按5mg/kg或250mg/m^2计算。治疗癌性胸膜炎,以60mg溶解后缓慢注入胸腔内,保留4～6h,抽出残留积液,一般1次可缓解	1. 多组分,可阻止DNA复制和切断DNA链 2.副作用有发热、恶心呕吐、皮肤病变、口腔炎、静脉炎、药物疹、肺炎样变或肺纤维化等 3.每次化疗前建议评估肺功能 4.出现肺炎样症状应即停药 5.围生期合理用药等级:D
平阳霉素 pingyangmycin (bleomycin A5,PYM) 粉针剂:8mg/支(效价)	静注、肌注、肿瘤内注射: 10mg qd ×2天可每周肌注或持续48小时泵入	1.为博来霉素多种组分中的一个单一组分,可抑制DNA合成和切断DNA链 2.副作用为发热、胃肠道反应、皮肤反应、脱发、肢端麻痛、口腔炎、肺炎样变或肺纤维化等 3.用药期间注意检查肺部和监测肺功能,如出现肺炎样病变应停药 4.终身剂量为250mg/m^2(360mg)

续　表

药名及制剂规格	用法用量	备注
柔红霉素 daunorubicin 粉针剂:20mg/瓶	单一剂量从0.5～3mg/kg。根据患者个体差异及合并用药情况调整剂量	1.细胞周期非特异性药物,可抑制RNA和DNA的合成 2.较严重的骨髓抑制,心脏毒性及胃肠道反应。注射时漏出血管外时可导致局部坏死 3.如出现口腔溃疡应即停药 4.围生期合理用药等级:D
阿霉素 (多柔比星) doxorubicin (adriamycin,ADM, adriblastin,dox) 粉针剂:10mg/瓶	静注或静滴: $50mg/m^2$	1.作用及副作用同柔红霉素,针对心脏毒性需定期复查超声心动图 2.终身极量不超过450～$550mg/m^2$ 3.不能与肝素合用 4.药物外渗可造成局部坏死 5.围生期合理用药等级:D

第七章

续 表

药名及制剂规格	用法用量	备注
表阿霉素 （表柔比星） epirubicin （pharmorubicin，EPI） 粉针剂：10mg/瓶	静注： 60～90mg/m²，每3周1次。1次剂量静注速度不少于3～5min，建议总累积剂量不超过900mg/m²	1.能嵌入DNA，干扰转录过程，阻止mRNA合成，为一细胞周期非特异性药物 2.副作用为骨髓抑制、心脏毒性、胃肠功能紊乱、脱发、黏膜炎、高热等。药物外渗或滴至皮下可引起严重组织损伤及坏死 3.不可与肝素混合，与其他抗肿瘤药不应在同一注射器中

抗肿瘤激素

他莫昔芬 （特莱芬，三苯氧胺） tamoxifen （tamofen，TAM） 片剂：10mg/片	口服： 20mg/d，分1～2次服用	1.抗雌激素药物，用于乳腺癌和不排卵性不育症 2.服药期间出现阴道异常出血应尽快检查 3.围生期合理用药等级：D
来曲唑 （芙瑞） letrozole 片剂：2.5mg/片	口服： 2.5mg/次，1次/日	1.本品为芳香化酶抑制剂，减少雄激素向雌激素转化，降低体内雌激素的水平 2.围生期合理用药等级：D

续 表

药名及制剂规格	用法用量	备注
甲地孕酮 (梅格施,美可治)megestrol (megace) 片剂:160mg/片	口服: 子宫内膜癌,160mg ~320mg/d,顿服或分次服	1.用于乳癌和子宫内膜癌 2.妊娠及哺乳期妇女、肝肾功能不全、血栓静脉炎、血栓栓塞者禁用 3.围生期合理用药等级:X
甲羟孕酮 (安宫黄体酮) medroxyprogest-erone (farlutal) 片剂:2mg/片, 250mg/片	口服: 250mg/次~500mg 顿服或分次服	1.大剂量使用具有抗肿瘤作用,并具显著的增进食欲,缓解疼痛和自觉症状作用 2.大剂量长期用药可产生肾上腺皮质激素反应 3.围生期合理用药等级:X
抗肿瘤植物成分		
长春新碱 (醛基长春碱) vincristine (VCR) 粉针剂:1mg/瓶	静注: 成人1~2mg/次,儿童0.075mg/kg,1次/周 每日极量2mg	1.细胞周期特异性药物,小剂量主要作用于M期,剂量增大可杀伤S期细胞 2.副作用有胃肠道反应、骨髓抑制、周围神经炎、脱发、直立性低血压、乏力、发热 3.药液外漏可引起局部坏死。与吡咯类抗真菌剂合用,增加神经系统副作用 4.围生期合理用药等级:D

药名及制剂规格	用法用量	备注
紫杉醇 paclitaxel 针剂:30mg/瓶	静滴: 3周疗,每次175mg/m^2,3~5h恒速滴注,3~4周1次;周疗60~80mg/m^2,每周1次	1.促进细胞微管双聚体装配成微管而后通过防止去多聚化过程而使微管稳定化 2.主要副作用为过敏反应、神经毒性、心血管毒性 3.为防止过敏反应,治疗前应先采用地塞米松、苯海拉明或H2受体拮抗剂预处理 4.围生期合理用药等级:D
多西他赛 (艾素,泰素帝) docetaxel 针剂:20mg/支,80mg/支	静滴: 75mg/m^2滴注1h,每3周1次。加入5%葡萄糖或0.9%氯化钠注射液,终浓度不超过0.9mg/ml	1.紫杉醇类抗肿瘤药 2.所有患者在接受多西他赛治疗前需预服药物以减轻体液潴留的发生,预服药物只包括糖皮质激素类,如地塞米松,在多西他赛注射头1天开始服用,每日16mg,服用4~5天 3.围生期合理用药等级:D

续　表

药名及制剂规格	用法用量	备注
足叶乙苷（鬼臼乙叉苷，威克）etoposide（VP-16）针剂：0.1g/5ml 胶囊剂：50mg/粒	一般静滴每日60～100mg/m²，连用3～5日，3～4周后重复用药	1.细胞周期特异性药物，主要作用于S期和G2期，从而抑制DNA、RNA及蛋白质合成 2.副作用为骨髓抑制、消化道反应、脱发、低血压、静脉炎等 3.不能与葡萄糖溶液混合，因可形成微细沉淀 4.围生期合理用药等级：D
拓扑替康（和美新）topotecan（hycamtin）粉针剂：1mg/支	静注：推荐剂量为每日1次，每次1.5mg/m²，静脉滴注30分钟，连续用药5天，每21天为1个疗程	1.本品为拓扑异构酶I抑制剂，抑制DNA合成，是S期细胞周期特异性药物 2.副作用为骨髓抑制、胃肠道反应、疲乏、脱发等
其他抗肿瘤药		
顺铂（顺氯氨铂）cisplatin（DDP）针剂：10mg/2ml，50mg/50ml	静注、静滴、动脉插管注射：20～30mg/d，连用3～5日（总量为150mg），间隔3周重复使用，可重复3～4个疗程，合并其他化疗药时的总量为50～120mg/m²	1.为铬的金属络合物，能与DNA链交叉联结，破坏DNA复制，从而抑制癌细胞分裂 2.副作用为耳肾脏毒性、骨髓抑制、胃肠道反应 3.不能同时使用其他有肾毒性和耳毒性的药物 4.围生期合理用药等级：D

续 表

药名及制剂规格	用法用量	备注
卡铂 (碳铂,伯尔定) carboplatin (paraplatin) 粉针剂:100mg/瓶,150mg/瓶	推荐剂量按肌酐清除率(Ccr + 25)×5计算。2次给药间隔3~4周	1.作用与顺铂相同,抑制DNA合成,毒性明显低于顺铂 2.肾功能不全,严重骨髓抑制,对含铂药物或甘露醇过敏者及孕妇、哺乳期妇女禁用 3.围生期合理用药等级:D
奥沙利铂 (乐沙定,艾恒) oxaliplatin (eloxatin) 粉针剂:50mg/瓶,100mg/瓶	静滴: 单药治疗,130mg/m^2,溶于250~500ml 5%葡萄糖中输注2~6小时。每3周给药1次,3~6个周期。联合用药,85mg/m^2,每2周重复1次或130mg/m^2,每3周重复1次,在输5-FU前给药	1.新型铂类衍生物,抑制DNA的合成和复制。本品与DNA结合迅速,最多只需15min 2.副作用有骨髓抑制、恶心、呕吐、腹泻、末梢神经炎、肝功能异常等 3.不要与碱性的药物或介质、氯化合物、碱性制剂等一起使用,也不要用含铝的静脉注射器具

续　表

药名及制剂规格	用法用量	备注
达卡巴嗪 (氮烯咪胺) dacarbazine (DTIC) 粉针剂:100mg/瓶	静注、静滴:每日2.5 ~ 6mg/kg 或 200 ~ 400mg/m^2,连用5 ~ 10天。静滴时可以5%葡萄糖液100 ~ 250ml稀释,30min 内滴完,疗程间隔4 ~ 6周。单次大剂量:650 ~ 1450mg/m^2,每4 ~ 6周1次	1.嘌呤生物合成的中间体,进入体内后由肝微粒体去甲基形成单甲基化合物,具有直接细胞毒作用。作用于细胞周期的 G2 期,对 RNA 和蛋白质合成影响比 DNA 大 2.肝肾功能损坏,严重感染患者慎用,妊娠哺乳期妇女、水痘带状疱疹患者禁用 3.围生期合理用药等级:C

第七章

第七节　常用抗生素

药名及制剂规格	用法用量	备注
青霉素类		
青霉素 G 钠 (苄青霉素钠,青霉素钠) sodium benzylpenicillin (sodium penicillin G) 粉针剂:80 万 U/瓶	肌注: 40 ~ 80 万 U/次,2 ~ 4 次/日 静滴: 240 ~ 2000 万 U/日,分4 ~ 6 次	1. 对球菌的抗菌作用较强。用于呼吸系统感染、脑膜炎、中耳炎、扁桃体炎、猩红热、丹毒、败血症、亚急性细菌性心内膜炎、淋病、钩端螺旋体病、梅毒、白喉、炭疽等 2. 围生期合理用药等级:B

续 表

药名及制剂规格	用法用量	备注
青霉素V钾 （penicillin VK） 片剂：250mg（40万U）/片	口服： 链球菌：20～40万U/次，3～4次/日 肺炎球菌：40～80万U/次，4次/日 葡萄球菌：40～80万U/次，3～4次/日	1. 用于治疗对青霉素G敏感的微生物引起的轻度到中度感染 2. 最常见的反应是恶心、呕吐、腹泻，黑毛舌 3. 链球菌感染时，应有足量的药物（至少持续10天）将链球菌全部消除，否则将发生后遗症 4. 围生期合理用药等级：B
苄星青霉素G （长效青霉素） benzathine benylpenicillin （bicillin） 粉针剂：120万U/瓶	肌注： 60～120万U/次，1次/2～4周	1. 用于预防风湿热复发及控制链球菌感染流行。不能用于治疗 2. 长期应用可影响肠内维生素B族的合成 3. 围生期合理用药等级：B
苯唑西林钠 （苯唑青霉素钠，新青Ⅱ） oxacillin sodium （P12） 粉针剂：0.5g/瓶	静滴： 1～2g/次，3～4次/日 肌注： 1g/次，3～4次/日	1. 用于产酶金葡菌和表皮葡萄球菌的外周感染，包括内脏、皮肤和软组织等部位的感染，但对耐甲氧西林金葡菌无效 2. 围生期合理用药等级：B

续 表

药名及制剂规格	用法用量	备注
氨苄西林 (氨苄青霉素，安必仙) ampicillin 胶囊剂： 0.25g/粒 粉针剂：1g/瓶	口服： 0.25～1.0g/次，4次/日 肌注： 0.5～1g/次，4次/日 静滴： 1～2g/次，2～4次/日	1. 用于敏感菌所致的泌尿系统、呼吸系统、胆道、肠道感染以及脑膜炎、心内膜炎等 2. 与庆大霉素、氯丙嗪、肾上腺素、去甲肾上腺素、阿托品、肝素、维生素B、维生素C，有配伍禁忌 3. 围生期合理用药等级：B
阿莫西林 (羟氨苄青霉素，阿莫仙) amoxicillin (amoxil) 胶囊剂： 0.25g/粒	口服： 1～4g/d，分3～4次服	1. 吸收佳，水解快 2. 常用于敏感菌所致的呼吸道感染、胃肠及消化道感染、泌尿道感染、胆道感染、软组织感染以及伤寒等 3. 围生期合理用药等级：B

药名及制剂规格	用法用量	备注
哌拉西林钠（氧哌嗪青霉素）piperacillin sodium 粉针剂：1g/瓶	尿路感染：1g/次，4 次/日，肌注或静注 其他部位感染：4～12g/d，分 3～4 次，静注或静滴	1. 对阴性菌作用强，抗菌谱包括淋球菌、大肠杆菌、变形杆菌、克雷伯肺炎杆菌等。用于敏感菌所致的周围感染 2. 严重感染可用 10～24g/d 3. 围生期合理用药等级：B
氨苄西林钠/舒巴坦钠（舒嘉青，施坦宁，强力安必仙）ampicillin sodium-sulbactam sodium（stanyn）粉针剂：1.5g/瓶（氨苄西林 1.0g + 舒巴坦 0.5g）	轻度感染：1.5g/d，分 2～3 次肌注 一般感染：4.5～9g/d，分 2～3 次肌注或静滴 重度：9～12g/d，分 3～4 次静滴	1. 舒巴坦钠是竞争性不可逆的 β-内酰胺酶抑制剂，与 β-内酰胺酶结合，使其灭活，从而保护氨苄西林钠的抗菌活性 2. 接受别嘌呤醇或双硫仑治疗的患者，不宜使用本品 3. 最大剂量不超过 12g/d

续 表

药名及制剂规格	用法用量	备注
阿莫西林/克拉维酸钾（力百汀针，安灭菌针）amoxycillin/clavulanate potassium (augmentin) 片剂：375mg/片（羟氨苄青霉素250mg+克拉维酸钾125mg） 粉针剂：1.2g/瓶（羟氨苄青霉素1.0g+克拉维酸钾0.2g）	口服： 片剂，375～750mg/次，3次/日 静滴： 成人1.2g/次，3～4次/日，疗程10～14天	1. 阿莫西林为广谱抗菌素，克拉维酸钾是一个不可逆的β-内酰胺酶抑制剂 2. 不能与氨基苷类抗生素合并使用，也不可在体外混合，以免使后者丧失活性。本品不宜肌内注射 3. 围生期合理用药等级：B
哌拉西林钠/他唑巴坦钠（特治星）piperacillin sodium / tazobactam sodium (tazocin) 粉针剂：2.25g/瓶（哌拉西林2.0g+他唑巴坦0.25g）	静滴： 3.375g q6h，疗程7～10天。医院内肺炎，起始量3.375g q4h，疗程7～14天	1. 用于由耐哌拉西林、产β-内酰胺酶的大肠杆菌所致的产后子宫内膜炎或盆腔炎性疾病和中、重度医院获得性肺炎 2. 与氨基糖苷类药物同用，可以灭活氨基糖苷类药物 3. 不得与只含碳酸氢钠的溶液混合 4. 围生期合理用药等级：B

续　表

药名及制剂规格	用法用量	备注
替卡西林－克拉维酸钾 （特美汀） ticarcillin-clavulanate potassium （timentin） 粉针剂：3.2g/瓶 （替卡西林 3g ＋克拉维酸 200mg）	间歇静滴或静注：成人 3.2g，每6～8 小时给药 1 次，最大剂量为每 4 小时 3.2g	1. 用于敏感菌引起的败血症、菌血症、腹膜炎、腹腔脓毒症、免疫系统缺陷或受抑制患者之易感性感染、呼吸道感染、肾脏感染、耳鼻喉感染、手术后感染、骨髓及关节感染、皮肤及软组织感染 2. 围生期合理用药等级：B
头孢类		
头孢氨苄 （先锋霉素Ⅳ） cefalexin （keflex） 胶囊剂： 0.125g/粒	口服： 成人 1～2g/d，分 3～4 次服用，空腹服	1. 用于敏感菌所致的呼吸道、泌尿道、皮肤和软组织、生殖器官等部位感染，也常用于中耳炎 2. 围生期合理用药等级：B

续 表

药名及制剂规格	用法用量	备注
头孢唑啉钠 (先锋霉素Ⅴ) cefazolin sodium 粉针剂：0.5g/瓶	缓慢静注、静滴或肌注： 成人 0.5～1g/次，2～4 次/日；严重感染可增加至 6g/d，2～4 次/日	1. 第一代头孢菌素。用于敏感菌引起的呼吸道、泌尿生殖系、皮肤软组织、骨和关节、胆道、败血症、心内膜炎、咽和耳部感染 2. 围生期合理用药等级：B
头孢羟氨苄 (仙逢久，力欣奇) cefadroxil 胶囊剂： 250mg/粒 速溶片： 250mg/片	口服： 成人 0.5g～1.0g/次，2 次/日，严重感染者剂量加倍	用于葡萄球菌、链球菌、肺炎球菌引起的呼吸道感染、尿路感染、耳鼻喉科感染、皮肤软组织骨科感染、口腔感染、消化道感染
头孢克洛 (希刻劳) cefaclor (ceclor) 胶囊剂： 250mg/粒 混悬液： 125mg/5ml	口服： 成人 250mg，1 次/8h。重症剂量可加倍，但 1 日量不可超过 4g	1. 第一代头孢菌素。抗菌性能与头孢唑啉相似，抗菌谱基本与头孢氨苄相同 2. 围生期合理用药等级：B

续 表

药名及制剂规格	用法用量	备注
头孢拉定 (先锋霉素Ⅵ，泛捷复) cefradine (velosef) 胶囊剂：0.5g/粒 粉针剂：0.5g/瓶	口服： 成人1～2g/d，分3～4次给药 肌注、静注或静滴： 成人2～4g/d，分4次给药	1. 第一代头孢菌素。抗菌性能类似头孢氨苄 2. 围生期合理用药等级：B
头孢呋辛钠 (头孢呋肟钠，达力新，新福欣，西力欣) cefuroxime sodium (zinacef) 片剂：250mg/粒 粉针剂：750mg/瓶，1.5g/瓶，2g/瓶	口服： 轻中度， 250mg bid 严重，500mg bid 肌注或静注：750～1500mg/次，3次/日。严重时每6小时使用1.5g。预防感染，术前0.5～1小时静注1.5g。术后1.5g q12h	1. 第二代头孢菌素。对革兰阳性菌的抗菌作用低于第一代头孢菌素，革兰阴性菌如流感嗜血杆菌、淋球菌、脑膜炎球菌、大肠杆菌、克雷伯杆菌、奇异变形杆菌、肠杆菌属等对本品敏感。本品对β-内酰胺酶的稳定性较好 2. 围生期合理用药等级：B

续　表

药名及制剂规格	用法用量	备注
头孢噻肟钠（头孢氨噻肟，头孢噻肟，凯福隆，二叶赛）cefotaxime sodium（claforan）粉针剂：1.0g/瓶，2.0g/瓶	肌注、静注、静滴：一般，1g q12h。中度或较重，3～6g/d，分3次。败血症，6～8g/d，分3～4次。极严重，1日不超过12g，分6次给药	1. 第三代头孢菌素。对革兰阳性菌作用与第一代头孢菌素近似或较弱，对革兰阴性菌作用较强 2. 肾功能损害者不能合用强利尿剂。不能与小苏打混合使用 3. 围生期合理用药等级：B
注射用头孢替唑钠（特子社复）ceftezole sodium for injection 粉针剂：1.0g/支	静脉给药或肌注：成人，0.5～4g/d，分1～2次给药	1. 对革兰阳性球菌很敏感。对大肠杆菌、克雷伯菌属、志贺菌属、奇异变形杆菌等中度敏感 2. 肌内注射，溶于0.5%盐酸利多卡因注射液
头孢匹胺钠（泰吡信）cefpiramide sodium（tamicin）粉针剂：1g/瓶	静滴或肌注：每日1～2g，难治性或严重感染时可增至4g，分2次给	1. 对绿脓杆菌有较好活性 2. 使用本品期间应避免饮酒 3. 1g本药溶于6ml 1%利多卡因。各3ml注射于左右臀部外上侧

续 表

药名及制剂规格	用法用量	备注
头孢吡肟（马斯平）cefepime（maxipime）粉针剂：1g/瓶，0.5g/瓶	静滴：2～4g/d，分2次给药。泌尿系感染每日1g。极严重感染可用每日6g，分3次给药	1. 对多数耐氨基糖苷类或第三代头孢菌素的菌株均有效 2. 不宜加至甲硝唑、万古霉素、庆大霉素、硫酸妥布霉素或硫酸奈替米星溶液中使用
头孢哌酮钠（全达）cefoperazone sodium（cefobid）粉针剂：1g/瓶	肌注、静注、静滴：2～4g/d，严重感染可增至6g/d，分1～2次给药	对革兰阳性菌作用较弱，仅溶血性链球菌和肺炎球菌较为敏感。对绿脓杆菌的作用较强
头孢他啶 ceftazidime（头孢羧甲噻肟，复达欣）(fortum) 粉针剂：1g/瓶	轻症：1g/d，分2次肌内注射。中度感染1g/次，2～3次/日，肌内或静脉注射 重症：2g/次，2～3次/日，静注或滴注	1. 第三代头孢菌素。对革兰阴性菌作用突出，对绿脓杆菌的作用强，超过其他β-内酰类和氨基糖苷类抗生素 2. 围生期合理用药等级：B

续 表

药名及制剂规格	用法用量	备注
头孢曲松钠 （头孢三嗪，罗氏芬） ceftriaxone sodium （rocephin） 粉针剂：2g/瓶，1g/瓶	一般感染，1g/d，1次肌注或静注。严重感染，2g/d，分2次给予。脑膜炎每日100mg/kg（不超过4g），分2次给予	1. 第三代头孢菌素。作用类似头孢噻肟，对革兰阴性菌作用强，对革兰阳性菌有中度的抗菌作用，对第一代头孢菌素耐药的革兰阴性菌仍有效 2. 围生期合理用药等级：B
头孢美唑钠 （先锋美他醇） cefmetazole sodium （cefmetazon） 粉针剂：1g/瓶	静注、静滴： 成人1～2g/d，重症可至4g/d，分2次给药	具有广泛的抗革兰阴性、阳性及厌氧菌作用。也适用于对青霉素、头孢菌素及氨基糖苷类无效的感染症
头孢哌酮钠-舒巴坦钠 （舒普深） cefoperazone sodium-sulbactam sodium （sulperazon） 粉针剂：1g/瓶，2g/瓶，1.5g/瓶	肌注、静滴： 成人2～4g/d，分等量每12小时1次，严重或难治性感染可增至8.0g/d	1. 头孢哌酮钠为第三代头孢菌素，对革兰阳性菌和阴性菌均有较强作用。舒巴坦钠是不可逆性的β-内酰胺酶抑制剂，两者合用具有极为显著的协同作用 2. 舒巴坦最大量4g/d

续 表

药名及制剂规格	用法用量	备注
头孢丙烯 (施复捷) cefprozil (cefzil) 片剂：0.25g/片	口服： 上呼吸道感染，0.5qd；下呼吸道感染，0.5g bid；皮肤或皮肤软组织感染，0.5g/次，分1～2次给药，严重病例0.5g/次，2次/日	1. 用于化脓性链球菌性咽炎/扁桃体炎，肺炎球菌、流感嗜血杆菌和卡他莫拉菌性中耳炎、鼻窦炎。金黄色葡萄球菌和化脓性链球菌引起的非复杂性皮肤和皮肤软组织感染 2. 围生期合理用药等级：B
其他β-内酰胺类抗生素		
亚胺培南/西司他丁钠盐 (泰能) imipenem/cilastatin sodium (tienam) 粉针剂：0.5g/瓶	静滴： 1～2g/d，分3～4次给药，可以增加至4g/d，或50mg/(kg·d)，择较低剂量使用	1. 亚胺硫霉素对革兰阳性及阴性菌均有抗菌作用。西司他丁阻断亚胺培南在肾脏内的代谢 2. 日总剂量不超过4g或50mg/kg 3. 围生期合理用药等级：C

续 表

药名及制剂规格	用法用量	备注
氨曲南 (君刻单，噻肟单酰胺菌素) aztreonam (azactam, primbactam) 粉针剂：0.5g/瓶	肌注、静滴或静注： 一般感染3～4g/d，分2～3次给药。严重感染2g/次，3～4次/日。单纯尿路感染：只需1g，分1～2次给	1. 单酰胺环类的新型β-内酰胺抗生素，对大多数革兰阴性菌具强力杀菌效果 2. 围生期合理用药等级：B
注射用美罗培南 (倍能，美平，海正美特) meropenem for injection (painon) 针剂：0.25g或0.5g/瓶	0.5～1.0g，q8h。脑膜炎患者，推荐每8小时给药1次，每次2g	1、碳青霉烯类抗生素，适用于单一或多种对美罗培南敏感的细菌引起的感染：肺炎、尿路感染、妇科感染、皮肤软组织感染、脑膜炎、败血症。经验性治疗，对成人粒细胞减少症伴发热患者 2. 使用丙戊酸的患者禁用

续　表

药名及制剂规格	用法用量	备注
氨基糖苷类		
阿米卡星 （丁胺卡那霉素） amikacin （amikin） 针剂：0.2g/2ml	肌注或静滴：7.5mg/kg，q12h，每日总量不超过1.5g	1. 主要用于对卡那霉素或庆大霉素耐药的革兰阴性杆菌所致的感染及败血症 2. 耳毒性、肾毒性 3. 围生期合理用药等级：D
庆大霉素 gentamicin （gentamycin） 针剂：8万U/2ml	口服： 80～160mg/次，3～4次/日 肌注或静滴： 80mg/次，2～3次/日	1. 对多数革兰阴性菌及阳性菌均有抑菌或杀菌作用。用于革兰阴性菌引起的系统或局部感染 2. 可引起蛋白尿、管型尿、尿中出现红细胞及白细胞、头晕、恶心、耳鸣、麻木、耳聋等 3. 围生期合理用药等级：C
大观霉素 （壮观霉素，淋必治，曲必星） spectinomycin （torbicin） 粉针剂：2g/支	肌注： 2g/次。臀上部外侧深部肌内注射	1. 对淋球菌有良好的抗菌作用。适用于对青霉素、四环素耐药的病例 2. 围生期合理用药等级：C

续 表

药名及制剂规格	用法用量	备注
妥布霉素 (妥布拉霉素) tobramycin (tobracin, nebcin) 针剂：80mg/2ml	肌注或静滴： 每日 4.5mg/kg，分2次给药，日剂量不超过5mg/kg	1. 对绿脓杆菌有强大抗菌作用。主要用于绿脓杆菌感染 2. 疗程不宜超过10日 3. 围生期合理用药等级：D
四环素类		
四环素 tetracycline 片剂：0.25g/片	口服： 0.5g/次，3～4次/日	1. 广谱抗生素，对多种革兰阳性菌和阴性菌、立克次体、支原体、衣原体、放线菌等有效 2. 孕妇、哺乳期妇女、8岁以下儿童禁用 3. 围生期合理用药等级：D
米诺环素 (二甲胺四环素，美满霉素) minocycline (minomycin, mincin, minocyn) 胶囊剂：50mg/粒	口服： 首剂0.2g，以后每12小时服100mg或每6小时服50mg	1. 抗菌谱与四环素相似，主要用于立克次体病、支原体肺炎、淋巴肉芽肿、下疳、鼠疫、霍乱、布氏杆菌病等 2. 可引起前庭功能失调（停药可恢复）与光感性皮炎 3. 围生期合理用药等级：D

续 表

药名及制剂规格	用法用量	备注
多西环素 (强力霉素，脱氧土霉素，利尔诺) doxycycline 片剂：0.1g/片	口服： 首次 0.2g，以后 0.1g/次，1～2 次/日	1. 抗菌谱和四环素基本相同 2. 围生期合理用药等级：D
氯霉素 chloramphenicol (chloromycetin) 针剂：0.25g/2ml	静滴： 1～2g/d，2 次/日	1. 对革兰阴性菌和阳性菌，立克次体以及如沙眼、鹦鹉热等都有效。外用治疗沙眼 2. 早产儿与新生儿应用可致循环衰竭（灰婴综合征） 3. 围生期合理用药等级：C
大环内酯类		
红霉素 erythromycin 肠溶片：0.125g/片 粉针剂：25 万 U/瓶	口服： 成人 1～2g/d，分 3～4 次 静滴： 1～2g/d，分 3～4 次	1. 对军团菌肺炎和支原体肺炎可首选本品 2. 宜整片吞服，免受胃酸破坏。与 β-内酰胺药物合用可降效。酸性输液中破坏降效 3. 围生期合理用药等级：B

续 表

药名及制剂规格	用法用量	备注
琥乙红霉素 erythromycin ethylsuccinate 片剂：0.125g/片 针剂：25万U/瓶	口服： 成人0.25～0.5g/次，3～4次/日	本品在体内水解，释放出红霉素而起抗菌作用。适应证与红霉素相同
罗红霉素 （罗力得） roxithromycin （rulid） 片剂：50mg/片，150mg/片	口服： 成人150mg/次，2次/日；餐前服用	抗菌谱与抗菌活性与红霉素相似。适用于敏感菌引起的呼吸道、泌尿道、皮肤和软组织、五官科感染
乙酰螺旋霉素 acetylspiramycin 片剂：0.1g/片	口服： 成人0.2g/次，4～6次/日。重症1日可用至1.6～2g	1. 抗菌谱与红霉素相似 2. 围生期合理用药等级：C
阿奇霉素 （阿红霉素，希舒美） azithromycin （zithromax） 片剂：250mg/片 粉针剂：250mg/瓶 颗粒剂：0.25g/袋	口服： 成人1g/次，1次/日，连服3天 静滴： 500mg/次，1次/日	1. 抗菌谱与红霉素相近。用于敏感菌呼吸道、皮肤和软组织感染 2. 静滴加入葡萄糖注射液或生理盐水250～500ml中滴注
林可酰胺类		

第七章

续　表

药名及制剂规格	用法用量	备注
林可霉素 （洁霉素） lincomycin 针剂：0.6g/2ml	肌注： 成人 0.6g/次，分 2～3 次给药 静滴： 成人 0.6g/次，每 8～12 小时 1 次	1. 主要用于葡萄球菌、链球菌、肺炎球菌引起的呼吸道感染、骨髓炎、关节和软组织感染、胆道感染及败血症 2. 新生儿、孕妇、哺乳期妇女、深部念珠菌感染者禁用
克林霉素 （氯林霉素，氯洁霉素） clindamycin 胶囊剂：150mg/粒 针剂：300mg/2ml	口服： 150 ～ 300mg/次，3～4 次/日 深部肌注或静滴： 需氧菌感染，0.6～1.2g/d，分 2～4 次给药。厌氧菌感染，1.2～2.7g/d，重度感染可用到 4800mg/d	1. 用于厌氧菌引起的腹腔和妇科感染及敏感菌所致呼吸道、关节和软组织、骨组织、胆道等感染及心内膜炎，败血症等，是金葡菌骨髓炎的首选药 2. 围生期合理用药等级：B
磺胺类		
磺胺嘧啶 sulfadiazine （SD） 片剂：0.5g/片 针剂：1g/5ml	口服： 1g/次，2 次/日（用于流脑，4 次/日） 肌注或静注、静滴： 1～1.5g/次，3 次/日	1. 对溶血性链球菌、脑膜炎双球菌、肺炎双球菌、淋球菌有较强的抑制作用，为治疗流脑的首选药 2. 围生期合理用药等级：B

续 表

药名及制剂规格	用法用量	备注
复方磺胺甲基异恶唑 （复方新诺明） sulfamethoxazole-TMP （sinomin Co，SMZ Co，SMZ-TMP） 片剂：（SMZ 0.4g +TMP 0.08g）/片 注射剂：2ml（磺胺甲基异恶唑 0.4g，甲氧卞氨嘧啶 0.08g）	口服： 2 次/日，首剂2～4 片，饭后服 肌内注射： 2ml/次，2 次/日	1. 对溶血性链球菌、脑膜炎球菌、肺炎球菌、淋球菌有较强的抑制作用。用于菌痢、肠炎、伤寒、副伤寒、流脑、呼吸道感染、泌尿道感染及皮肤化脓性感染等 2. 含对氨苯甲酰基的药物（普鲁卡因、苯佐卡因、丁卡因）可减弱其抑菌效力 3. 围生期合理用药等级：C
柳氮磺吡啶 （水杨酰偶氮磺胺，吡啶） sulfasalazine （salicylazosulfapyridine，SASP） 肠溶片：0.25g/片	口服： 0.5～1g/次，2～4g/d，还可加量至4～6g/d，好转后减量至 1.5 g/d，直到症状消失	1. 口服后，在肠微生物作用下分解出磺胺吡啶起治疗作用。用于急慢性溃疡性结肠炎，同时尚有防止复发的作用 2. 围生期合理用药等级：B

第七章

续　表

药名及制剂规格	用法用量	备注
喹喏酮类		
诺氟沙星 （氟哌酸） norfloxacin （FPA） 胶囊剂：0.1g/粒	口服： 成人 0.1～0.2g/次，3～4 次/日，饭前服	1. 对绿脓杆菌、大肠杆菌、变形杆菌、克雷伯杆菌、产气杆菌、沙门氏菌、沙雷杆菌、淋球菌有较强杀菌作用 2. 一般不用于幼儿 3. 围生期合理用药等级：C
氧氟沙星 （氟嗪酸，泰利必妥） ofloxacin （oflx，tarivid） 片剂：0.1g/片 针剂：200mg/100ml	口服： 0.2～0.6g/d，分3 次服用。 静滴： 400mg/次，2 次/日	1. 抗菌谱同诺氟沙星，但对革兰阳性及阴性菌有更强大的抗菌作用 2. 孕妇、哺乳妇女及幼儿禁用 3. 围生期合理用药等级：C
左氧氟沙星 （可乐必妥，来立信，左克，利复星） levofloxacin （cravit，lvfx）］ 片剂：100mg/片，500mg/片 针剂：0.2/100ml，0.5g/100ml	口服： 100mg/次，2 次/日，最多每次200mg/次，3 次/日。500mg 静滴： 每日 0.3～0.6g，分 1～2 次静滴	1. 氧氟沙星的左旋异构体。适应证同氧氟沙星 2. 对本品过敏者、孕妇、哺乳期妇女、儿童禁用 3. 滴注时间为每100ml 至少 60 分钟 4. 围生期合理用药等级：C

续 表

药名及制剂规格	用法用量	备注
环丙沙星 （环丙氟哌酸，悉复欢，西普乐） ciprofloxacin （cifran，cipro） 片剂：250mg/片 针剂：200mg/100ml	口服： 250mg/次，2 次/日，重症者加倍 静滴： 100 ～ 200mg/次，2 次/日	1. 对大肠杆菌、绿脓杆菌、流感嗜血杆菌、淋球菌、肺炎军团杆菌、金葡菌、脆弱类杆菌的抗菌作用明显优于其他同类药物及头孢菌素、氨基糖苷类等抗生素 2. 孕妇、乳母和未成年者不宜用本品。严重抑制茶碱代谢 3. 围生期合理用药等级：C
莫西沙星 （拜复乐） moxifloxacin （avelox） 片剂：400mg/片 针剂：400mg/瓶	口服： 400mg/d，1 次/日 静滴： 400mg/d，1 次/日	1. 体外对革兰阳性菌、革兰阴性菌、厌氧菌、抗酸菌、支原体、衣原体、肺炎军团杆菌、β内酰胺、大环内酯类耐药菌株有效 2. 围生期合理用药等级：C

续　表

药名及制剂规格	用法用量	备注
硝基呋喃类		
呋喃妥因 （呋喃坦啶，硝呋妥因） nitrofurantoin （furadantin） 片剂：0.1g/片	口服： 0.1g/次，0.2～0.4g/d，至尿内检菌阴性再继续用3日，连续应用不宜超过14日	1. 用于敏感菌所致泌尿系统感染 2. 围生期合理用药等级：B
呋喃唑酮 （痢特灵） furazolidone （nifurazolidone） 片剂：0.1g/片	口服： 0.1g/次，3～4次/日，症状消失后再服2天	1. 抗菌谱类似呋喃妥因 2. 成人日剂量不得超过0.4g，否则易引起多发性神经炎。不得与乙醇合用 3. 围生期合理用药等级：C
硝咪唑类		
甲硝唑 （甲硝咪唑，灭滴灵，佳尔纳） metronidazole （flagy1） 片剂：0.2g/片 针剂：0.915g/瓶	口服： 治滴虫病：200mg/次，4次/日，疗程7日。另每晚以0.5g栓剂塞阴道，连用7～10日。厌氧菌感染：0.2～0.4g/次，0.6～1.2g/d 静滴： 0.915g/次，12小时1次	1. 有杀灭滴虫和阿米巴原虫的作用，用于厌氧菌感染引起的腹腔、消化道、女性生殖道、下呼吸道、皮肤和软组织、骨和关节等感染 2. 偶有食欲减退、恶心、腹痛、腹泻、皮炎、头昏、舌炎、荨麻疹、膀胱炎、排尿困难、口中金属味、白细胞轻度减少等 3. 围生期合理用药等级：B

续 表

药名及制剂规格	用法用量	备注
替硝唑 （华尔复） tinidazole 片剂：0.5g/片 注射液：0.4g/瓶	口服： 厌氧菌：1g qd，首次加倍 静滴：0.8g qd，疗程5～6日。预防术后感染，总量1.6g，分1～2次，第1次于术前2～4小时滴注，第2次于手术期间或术后12～24小时	对原虫及厌氧菌有较高活性。用于厌氧菌的系统与局部感染，如腹腔、妇科、手术创口、皮肤软组织、肺、胸腔等部位感染以及败血症、肠道或泌尿生殖道毛滴虫病、梨形鞭毛虫病以及肠道和肝阿米巴病
奥硝唑氯化钠注射液 （圣诺安） omidazole and sodium chloride injection 注射剂：奥硝唑0.5g+氯化钠0.83g/100ml	静滴，术前术后预防用药： 成人手术前1～2小时静滴1g本品，术后12小时静滴0.5g，术后24小时静滴0.5g 治疗厌氧菌：成人起始剂量为0.5～1g，然后每12h静滴0.5g，连用3～6天	1. 儿童、妊娠早期（妊娠前3个月）和哺乳期妇女慎用。3岁以下儿童禁用。老年患者用药同成年人 2. 与华法林合用时应注意观察凝血酶原时间并调整给药剂量
多肽类		
去甲万古霉素 nor-vancomycin 粉针剂：400mg/瓶	静滴： 成人0.8～1.6g/d，1次或分2次给予	用于葡萄球菌、难辨梭状芽孢杆菌引起的假膜性结肠炎、败血症、心内膜炎等 围生期合理用药等级：C

续 表

药名及制剂规格	用法用量	备注
万古霉素 (稳可信) vancomycin (vancocin cp) 粉针剂：500mg/瓶	静滴： 成人500mg，每6小时1次或1g，每12小时1次	1. 主要抑制细菌细胞壁的合成。用于对甲氧西林具有抗药性的葡萄球菌引起的严重感染或使用其他抗生素治疗无效，而对本品敏感的感染 2. 本品应以稀释溶液静滴，时间须达60min以上，以防过速静滴引起的血压异常和心脏骤停 3. 围生期合理用药等级：C
磷霉素 (复美欣) fosfomycin 粉针剂：4g/瓶	静滴： 成人4～12g/d，严重感染可加至16g/d	1. 适用于金葡菌、大肠杆菌、沙雷菌属、志贺菌属、绿脓杆菌、肺炎杆菌、产气杆菌感染 2. 围生期合理用药等级：B
抗结核、麻风病药		
异烟肼 (雷米封) isoniazid (inh，rimifon) 片剂：0.1g/片 针剂：0.1g/2ml	口服： 0.3g/次，1次顿服。对急性粟粒性肺结核或结核性脑膜炎，0.2～0.3g/次，3次/日 静滴： 0.3～0.6g/次	1. 用于各种结核病。此外对痢疾、百日咳、睑腺炎麦粒肿等也有一定疗效 2. 围生期合理用药等级：C

第七章

续　表

药名及制剂规格	用法用量	备注
对氨基水杨酸钠 （对氨柳酸钠） sodium aminosalicylate （PAS-Na，sodium para-aminosalicylate） 片剂：0.5g/片 粉针剂：4g/瓶	口服： 2～3g/次，8～12g/d，饭后服 胸腔内注射：每次10%～20%溶液10～20ml（生理盐水稀释）	1. 对结核杆菌有抑制作用，与其他抗结核药合用治疗各种类型结核 2. 忌与水杨酸类制剂、苯妥英钠同服 3. 围生期合理用药等级：C
利福平 （甲哌利福霉素） rifampicin （rifampin，RFP） 胶囊剂：0.15g/粒	口服： 结核病，成人0.4～0.6g/次，1次/日，晨空腹顿服，疗程半年左右	1. 主要应用于肺结核和其他结核病以及麻风病的治疗。此外还可用于耐甲氧西林金葡菌所致感染 2. 肝功能严重不全、胆道阻塞者、妊娠早期孕妇禁用。婴儿、妊娠晚期、哺乳期妇女慎用 3. 围生期合理用药等级：C
乙胺丁醇 ethambutol （EMB） 片剂：0.25g/片	结核初治： 1日15mg/kg，顿服或每次25～30mg/kg 结核复治： 每次25mg/kg，1日1次顿服，继而按每次15mg/kg，1日1次顿服	1. 对结核杆菌和其他分枝杆菌有较强抑制作用。为二线抗结核药 2. 可见球后视神经炎，表现为视敏度减退或色盲 3. 围生期合理用药等级：B

第七章

续　表

药名及制剂规格	用法用量	备注
吡嗪酰胺 pyrazinamide （PZA，tebrazid） 片剂：0.25g/片	口服： 每日 15～30mg/kg 顿服，或 50～70mg/kg，每周 2～3 次；每日服用者最高每日 2g，每周 3 次者最高每次 3g。每周 2 次者最高每次 4g	1. 仅对分枝杆菌有效 2. 孕妇、哺乳期妇女、儿童禁用。糖尿病、有痛风、肝、肾功能不全者慎用 3. 围生期合理用药等级：C
链霉素 streptomycim 粉针剂：100 万 U/瓶	肌注： 0.75～1g/d，分 1～2 次给药	1. 对结核杆菌作用突出。临床上主要用于结核杆菌感染，也用于布氏杆菌、鼠疫及其他敏感菌所致的感染 2. 围生期合理用药等级：D
植物成分抗感染药		
小檗碱 （黄连素） Berberine 片剂：0.1g/片	口服： 0.1～0.3g/次，3 次/日	对细菌只有弱的抑菌作用，但对痢疾杆菌、大肠杆菌、金葡菌等引起的肠道感染（包括菌痢）、眼结膜炎、化脓性中耳炎等有效

第八节　常用止血药剂

药名及制剂规格	用法用量	备注
云南白药 制剂：散剂、胶囊剂、气雾剂、贴膏剂、酊水剂等多种剂型	口服： 每次0.25～0.5g，1日4次。出血者用温开水送服；瘀血肿痛及未出血者用酒送服；妇科各种出血，用酒送服；但血过多时用温开水送服 外敷： 毒疮初起，服0.25g，另取药粉用酒调匀，敷患处，如已化脓，只需内服	1. 用于跌打损伤，瘀血肿痛，吐血、咳血、便血、痔血、崩漏下血，支气管及肺结核咳血，溃疡病出血 2. 有组织破损或感染者，外敷用药之前必须认真彻底清创、冲洗、消毒 3. 服药1日内，忌食蚕豆、鱼类和酸冷食物 4. 孕妇忌用
巴曲酶 （立止血） reptilase 冻干粉针剂： 1kU/支	静脉注射： 急性出血时，1次2kU，5～10分钟生效，持续24小时 肌注或皮下注射： 非急性出血或防止出血时，可肌内或皮下注射，1次1～2kU，20～30分钟生效，持续48小时	1. 本品能缩短出血时间，减少出血量。可用于治疗和防止多种原因的出血 2. DIC导致的出血时，禁用本品 3. 在原发性纤溶系统亢进的情况下，宜与抗纤溶酶药物合用。治疗新生儿出血，宜与维生素K合用 4. 用药次数视情况而定，1日总量不超过8kU

续 表

药名及制剂规格	用法用量	备注
氨甲环酸 （妥塞敏） tranexamic acid 注射剂： 1.0g/10ml 片剂： 500mg/片	口服： 一般成人每日为1000～2000mg（2～4片）分2～4次口服，根据年龄和症状可适当增减剂量 静脉： 一般成人每日为1000～2000mg分1～2次静脉注射或静脉点滴	1. 用于全身纤溶亢进所致的出血，如白血病、再生不良性贫血、紫癜等，以及手术中和手术后的异常出血 2. 用于局部纤溶亢进所致的异常出血，如肺出血、鼻出血、生殖器出血、肾出血、前列腺手术中和术后的异常出血 3. 有血栓的患者以及可能引起血栓症、有消耗性凝血障碍的患者慎用 4. 少量在怀孕期间使用氨甲环酸的数据显示对胎儿没有危害。哺乳期妇女可以使用氨甲环酸 5. 与青霉素或尿激酶等溶栓剂有配伍禁忌
维生素 K_1 vitamin K_1 针剂：10mg/1ml	肌注或静滴： 10mg/次，1～2次/日或视病情而定	1. 用于凝血酶原过低症、维生素K缺乏症、阻塞性黄疸、胆瘘手术前、新生儿出血症，服过时双香豆素及水杨酸所致出血等 2. 一般不作静注，必要时速度不超过4～5mg/min 静注可引起面颊潮红、出汗、胸闷 3. 围生期合理用药等级：C

第七章

续 表

药名及制剂规格	用法用量	备注
维生素 K_3 vitamin K_3 针剂：4mg/ml	肌注： 2 ~ 4mg/次，4 ~ 8mg/d	1. 应用同维生素 K_1，但作用较缓慢，系水溶性，口服易吸收 2. 肝功能不良患者可改用维生素 K_1，肝硬化或晚期肝病患者出血，使用本品无效 3. 围生期合理用药等级：C
维生素 K_4 vitamin K_4 针剂：4mg/支	口服： 2 ~ 4mg/次，6 ~ 12mg/d	同维生素 K_1，作用较缓慢。水溶性，口服易吸收
氨基己酸 (6-氨基己酸) aminocaproic acid（eaca） 针剂：10ml/支（20%）	静滴： 初始用量 4 ~ 6g，以 5%~ 10% 葡萄糖或生理盐水 100ml 稀释，15 ~ 30min 滴完，维持量为 1g 每小时	1. 用于纤溶性出血，亦用于肺出血、肝硬化出血及上消化道出血 2. 不可静注 3. 不能阻止小动脉出血，术中如有活动性动脉出血，仍须结扎出血 4. 1 日量不超过 20g，可连用 3 ~ 4 日
氨甲苯酸 （止血芳酸） aminomethyl-benzoic acid （pamba） 片剂：0.25g/片 针剂：0.1g/10ml	静注或静滴： 0.1 ~ 0.3g/次，以 5% 葡萄糖或生理盐水稀释后缓慢注射 口服： 0.25 ~ 0.5g/次，3 次/日，每日最大量为 2g	1. 适用于纤维蛋白溶解过程亢进所致出血，对一般慢性渗血效果较显著，对癌出血，大量创口出血，则无止血作用 2. 尚可用于链激酶或尿激酶过量引起的出血

续 表

药名及制剂规格	用法用量	备注
酚磺乙胺 (止血敏，止血定) etamsylate (dicynone) 针剂：0.5g/5ml	肌注或静注： 预防出血，术前15~30min给药，0.25~0.5g/次 静滴： 治疗量，0.25~0.75g q12h或q8h	适用于预防和治疗外科手术出血过多，血小板减少性紫癜或过敏性紫癜以及其他原因引起的出血
卡巴克络 (肾上腺色腙，安络血，卡络磺钠) carbazochrome (adrenobazone) 片剂： 2.5mg/片 针剂：20mg/支	口服： 2.5~5mg tid 肌注： 10mg qd 静注： 25~50mg qd。 静滴： 25mg/次，加入输液中	1. 主要用于毛细血管通透性增加所致的出血，如特发性紫癜、视网膜出血、慢性肺出血、胃肠出血、咯血、血尿、子宫出血等 2. 抗胆碱药与抗组胺药的阿托品样作用可降低本品血管收缩作用
凝血酶 (纤维蛋白酶) thrombin (thrombase) 粉剂：500U/瓶，1000U/瓶	局部止血： 以生理盐水使溶解成1ml含凝血酶50~250U，喷雾或灌注于创面。也可直接撒布粉末状凝血酶于创面外 口服： 消化道止血：以温开水（<37℃）溶解成1ml含本品10~100U的溶液，口服或局部灌注	1. 用于局部止血及消化道出血 2. 严禁作静脉、肌内或皮下注射。本品必须直接与创面接触才能起止血作用 3. 围生期合理用药等级：C

第七章

续 表

药名及制剂规格	用法用量	备注
康舒宁 (普舒莱士) prothrombin complex 粉针剂：200U/瓶或400U/瓶	静滴： 通常10～20血浆当量单位/kg，因子Ⅶ缺乏者每隔6～8小时，因子Ⅸ缺乏者每隔24小时，因子Ⅱ和因子Ⅹ缺乏者每隔24～48小时，一般历时2～3日	1. 用于治疗和预防凝血因子Ⅱ、Ⅶ、Ⅸ、Ⅹ缺乏而导致的出血 2. 静滴时必须密切观察血管内凝血或血栓的症状和体征 3. 围生期合理用药等级：C
冻干人凝血因子Ⅷ (海莫莱士) antihemophilic factor (hemoraas, factor Ⅷ, AHF) 冻干粉针剂：200IU/瓶	静注或静滴： 轻度至中度出血每次10～15IU/kg 较严重出血或小手术，首次15～25IU/kg，如需要每隔8～12h给维持量10～15IU/kg 大出血，首次40IU/kg，每隔8～12小时给维持量20～25IU/kg；术前30～40IU/kg	用于预防和控制甲型血友病患者的出血症状或因患获得性因子Ⅷ抑制物增多症而致的出血症状
人纤维蛋白原 (法布莱士) human fibrinogen 冻干粉针剂：0.5g/瓶	静滴： 1～8g/次，滴速40～60滴/分	用于先天性纤维蛋白原减少血症，先天性异常纤维蛋白原血症，先天性纤维蛋白原缺乏症，获得性纤维蛋白原减少症

第九节 急救药品

药名及制剂规格	用法用量	备注
抗休克药		
肾上腺素 （副肾素） epinephrine 注射剂:1mg/1ml	皮下注射，肌内注射： 0.5～1mg/次 气管给药或心室内注射：0.25～0.5mg/次	1.主要用于过敏性休克、支气管哮喘、心跳骤停的抢救 2.气管内给药或心室内注射用生理盐水稀释10倍
异丙肾上腺素 isoprenaline 注射剂:1mg/2ml	心脏骤停：气管给药或心腔内注射0.5～1.0mg Ⅲ度房室传导阻滞，心率每分钟<40次：0.5～1mg加在5%葡萄糖液200～300ml内缓慢静滴 泵:3mg+NS44ml/iv泵入，1ml/h（1g/min）	1.作用于心脏β1受体，使心收缩力增强，心率加快；作用于血管平滑肌β2受体；使骨骼肌血管明显舒张，作用于支气管平滑肌β3受体，使支气管平滑肌松弛 2.用于心源性或感染性休克、完全性房室传导阻滞、心脏骤停的救治
地塞米松 dexamethasone 注射剂:5mg/1ml	口服： 0.75～1.5mg/次，2～4次/日 肌注或静滴： 2～10mg/次，感染患者应用时，必须给予适当的抗感染治疗	肾上腺素皮质激素类药。具有抗炎、抗过敏、抗风湿、免疫抑制作用。主要用于过敏性与自身免疫性炎症性疾病，也用于某些严重感染及中毒、恶性淋巴瘤的综合治疗，危重患者抢救使用

续　表

药名及制剂规格	用法用量	备注
抗过敏药		
盐酸苯海拉明 diphenhydramine 注射剂： 20mg/1ml	深部肌内注射，每次20mg，1日1～2次。 极量：1次0.1g，1日0.3g	1.用于皮肤黏膜的过敏、急性过敏反应，也可用于手术后呕吐及药物引起的恶心呕吐 2.长期使用可诱发贫血 3.妊娠期有增加婴儿腭裂发生率可能
盐酸异丙嗪 （非那根） promethazine 注射剂： 50mg/2ml	肌注或静注，每次25～50mg，1日1次	1.用于镇吐、抗晕眩及镇静催眠 2.用量过大会出现：手脚动作笨拙或行动古怪，严重时嗜睡或面色潮红、发热，气急或呼吸困难，心动过速以及椎体外系反应
升压药		
去甲肾上腺素 （正肾素） norepinephrine 注射剂：2mg/1ml	静滴： 1～2mg加入生理盐水或5%葡萄糖100ml 泵： （体重kg×0.3）mg加NS至50ml/iv泵入，1ml/h相当于0.1g/kg/min	主要兴奋α受体，使全身小动脉与静脉都收缩，但扩张冠状动脉，血压上升，主要用于心跳骤停复苏后的血压维持

第七章

药名及制剂规格	用法用量	备注
多巴胺 dopamine 注射剂： 20mg/2ml	静滴： 20mg 加入5% 葡萄糖200 ～ 500ml 中，滴速75～100ml/min 泵： （体重 kg×3）mg 加NS 至50ml/iv 泵入，1ml/h 相当于1μg/（kg·min）	小剂量作用于多巴胺受体，使肾及肠系膜血管扩张；小到中等剂量直接激动 β1受体，对心肌产生正性肌力作用；大剂量激动 α 受体，增加周围血管阻力，适用于各种原因引起的休克，心功能不全
重酒石酸间羟胺 （阿拉明） metaraminol 注射剂：1mg/2ml	肌注： 2～10ml/次 静滴： 20～100mg/次，加入生理盐水或5%～10%葡萄糖溶液中	主要兴奋 α 受体，升压作用比去甲肾上腺素弱，但作用持久，可用于各种休克及低血压
降压药		
硝酸甘油 nitroglycerin 注射剂：5mg/ml	静脉滴注： 开始剂量按每分钟5ug，最好经恒定的输液泵滴注 泵： 50mg ＋ NS40ml/iv泵入从0.6ml/h（10g/min）开始，可用到200g/min	用于治疗或预防心绞痛；也可作为扩血管药用于治疗充血性心力衰竭；注射剂可用于治疗高血压

续 表

药名及制剂规格	用法用量	备注
硝普钠 sodium nitroprusside 粉针剂:10mg/支	静脉滴注,开始每分钟按体重0.5μg/kg,根据治疗反应以每分钟0.5μg/kg递增,逐渐调整剂量,常用剂量为每分钟按体重3μg/kg。极量为每分钟按体重10μg/kg。总量为按体重3.5mg/kg	用于高血压急症,如高血压脑病、恶性高血压、嗜铬细胞瘤手术前后阵发性高血压等的紧急降血压;用于急性心力衰竭,包括急性肺水肿。宜用于急性心肌梗死或瓣膜关闭不全时的急性心力衰竭
强心药		
地高辛 digoxin 注射剂: 0.5mg/1ml	静脉注射: 洋地黄化,0.25~0.5mg,用前5%葡萄糖注射液稀释后缓慢注射,以后可用0.25mg每隔4~6小时按需注射,每日不超过1mg	1.用于治疗充血性心力衰竭,对低排血量衰竭的效果比高排血量衰竭好;治疗房颤、房扑、室上速,减慢心室率和部分恢复窦律 2.任何洋地黄制剂中毒、室性心动过速、室颤、梗阻型肥厚性心肌病、预激综合征伴房颤或房扑禁用
去乙酰毛花苷 (西地兰) lanatoside C 注射剂: 0.4mg/2ml	静脉注射: 首剂0.4~0.6mg(1~1.5支)用5%葡萄糖注射液稀释后缓慢注射	正性肌力作用,负性频率作用。用于心力衰竭、急性心功能不全或慢性心功能不全急性加重的患者,也可用于控制快速心室率的房颤

续 表

药名及制剂规格	用法用量	备注
抗心律失常药		
阿托品 atropine 注射剂：0.5mg/1ml	皮下、肌内或静脉注射：成人常用量每次0.3～0.5mg，一日0.5～3mg	用于各种内脏绞痛；全身麻醉前给药；迷走神经过度兴奋所致的窦房阻滞等缓慢型心律失常；抗休克；解救有机磷酯类中毒
利多卡因 lidocaine 注射剂：400mg/2% 20ml	抗心律失常：静脉注射1～1.5mg/kg体重作首次负荷量静注2～3分钟，1小时之内的总量不得超过300mg 泵：1000mg/iv 泵入，3～9ml/h（1～3mg/min）	主要用于浸润麻醉、硬膜外麻醉、表面麻醉剂神经传导阻滞。本品可用于急性心肌梗死后室性期前收缩和室性心动过速，也可用于室性心律失常
普萘洛尔（心得安） propranolol 注射剂：5mg/5ml	严重心律失常应急时可静脉注射1～3mg，以每分钟不超过1mg的速度静注，必要时2分钟后可重复1次，以后每隔4小时1次	1.急救时用于心律失常，纠正室上性快速心律失常、室性心律失常、洋地黄类或儿茶酚胺引起的快速心律失常 2.下列情况禁用：支气管哮喘、心源性休克；Ⅱ到Ⅲ度房室传导阻滞；重度心力衰竭；窦性心动过缓

续　表

药名及制剂规格	用法用量	备注
氯化钾 potassium chloride 注射剂： 1.5g/10ml	静脉滴注： 用10ml溶液以5%~10%葡萄糖溶液稀释，视病情确定用量。必要时静脉泵	1.用于治疗各种原因引起的低钾血症、预防低钾血症及洋地黄中毒引起的频发多源性期前收缩或快速性心律失常 2.用药期间密切随访血钾，以免补钾过量引起高钾血症 3.每500ml溶液中最大浓度0.3mg/ml
中枢兴奋剂		
尼可刹米 （可拉明） nikethamide 注射剂： 0.375g/1.5ml	静脉或肌内注射： 0.25~0.5g/次，作用时间短暂，应视病情间隔给药	1.直接兴奋呼吸中枢，用于各种原因引起的呼吸抑制 2.大剂量可出现血压升高、心悸、呕吐、心律失常、惊厥，甚至昏迷
洛贝林 （山梗菜碱） lobeline 注射剂：3mg/1ml	静脉注射： 成人1次3mg，新生儿窒息可注入脐静脉3mg 皮下或肌内注射： 成人1次10mg	刺激颈动脉窦和主动脉体化学感受器，反射性兴奋呼吸中枢而使呼吸加快。用于各种原因引起的呼吸抑制，新生儿窒息，一氧化碳、阿片中毒等
纳洛酮 naloxone hydrochloride 注射剂： 0.4mg/1ml	皮下、肌注、静注： 用于麻醉性镇痛药急性中毒解救，每次0.4~0.8mg 用于心脏骤停急救，以2mg/kg/h静滴 新生儿窒息，0.01mg/kg，首先给0.02mg试验剂量，如无反应3~5分钟内重复使用	用于麻醉性镇痛药急性中毒解救，治疗精神分裂症、乙醇中毒及心脏骤停患者的复苏，并具有抗休克作用。也用于治疗垂体激素分泌亢进综合征，能抑制ACTH的过度分泌。用于新生儿窒息呼吸抑制剂的拮抗

续 表

药名及制剂规格	用法用量	备注
平喘药		
沙丁胺醇 (舒喘灵) salbutamol 片剂:2mg/片 胶囊剂:2mg/粒 注射剂: 0.4mg/2ml 气雾剂: 28mg/14g 每揿0.14mg 混悬型: 28mg/14g 每揿0.1mg 粉雾剂胶囊: 0.2mg/粒 4mg/粒	口服: 2~4mg tid 气雾吸入: 每次0.1~0.2mg,必要时每4小时重复1次,24小时内不宜超过8次 粉雾吸入: 每次吸入0.4mg,tid或qid 静脉注射: 1次0.4mg,用5%葡萄糖注射液20ml或氯化钠注射液2ml稀释后缓慢注射 静脉滴注: 1次0.4mg,用5%葡萄糖注射液100ml稀释后滴注 肌内注射: 1次0.4mg,必要时4小时可重复注射	1.用于支气管哮喘、喘息性支气管炎、支气管痉挛、肺气肿、慢性充血性心力衰竭 2.少数人可见恶心、头痛、头晕、心悸、手指震颤等副作用。剂量过大时,可见心动过速和血压波动。一般减量即恢复,严重时应停药 3.心血管功能不全、冠状动脉供血不足、高血压、糖尿病和甲状腺功能亢进患者慎用

续 表

药名及制剂规格	用法用量	备注
氨茶碱 aminophyline 片剂：0.1g/片，0.2g /片 注射剂：0.25g/2ml，0.5g/2ml	口服： 0.1 ~ 0.2g tid；极量：1次0.5g，1日1g 肌内注射： 1次 0.25 ~ 0.5g，加用 2% 盐酸普鲁卡因 静脉注射： 0.25 ~ 0.5g bid，每 25 ~ 100mg 用 5% 葡萄糖注射液稀释至 20 ~ 40ml，注射时间不得短于10分钟 静脉滴注： 0.25 ~ 0.5g bid，以 5%~ 10% 葡萄糖液稀释后缓慢滴注。极量1次0.5g，1日1g	1.适用于支气管哮喘、喘息型支气管炎、阻塞性肺气肿等缓解喘息症状；也可用于心力衰竭的哮喘 2.给药期间应注意血药浓度和疗效相关。用量均应根据标准体重计算，因茶碱并不分布到体内的脂肪组织。理论上给予茶碱0.5mg/kg，即可使血清茶碱浓度升高 1μg/ml 3.急性心梗伴有血压显著下降者忌用。心血管疾病者应用此药发生心脏毒性反应的危险性增大。慢性梗阻性肺疾病患者伴有房性或室性心律失常者，用此药时应小心

续　表

药名及制剂规格	用法用量	备注
抗癫痫、抗震颤麻痹药		
苯巴比妥 （鲁米那） phenobarbital 片剂:15mg 针剂:50mg, 100mg	镇静、抗癫痫:0.015 ~0.03g tid 口服 安眠:0.03 ~ 0.09g 睡前口服 抗惊厥:钠盐肌注,每次0.1 ~ 0.2g。必要时,4 ~6小时后重复1次 癫痫持续状态:0.1 ~0.2g 肌注1次。极量0.2 ~0.5g	1.用于镇静、安眠、抗癫痫:用于癫痫大发作的防治,作用出现快,也可用于癫痫持续状态。治疗新生儿核黄疸 2.久用可产生耐受性及成瘾性。多次连用应警惕蓄积中毒。血药浓度>8 ~10mg/100ml 时,就有生命危险 3.长期用于治疗癫痫时不可突然停药,以免引起癫痫发作,甚至出现癫痫持续状态 4.药物中毒的急救:口服本品未超过3 小时者,可用大量温等渗盐水或1:2000的高锰酸钾溶液洗胃
地西泮 （安定） diazepam 片剂:2.5mg/片 针剂:10mg/针 注射剂: 10mg/2ml	抗焦虑:2.5 ~ 5.0mg tid 催眠:5 ~ 10mg,睡前服 抗惊厥:2.5 ~ 10mg, bid 至 qid 口服。肌内或缓慢静脉注射,每次10 ~ 20mg,必要时,4小时再重复1次	1.用于治疗焦虑症及各种神经症。对焦虑性失眠疗效极佳。可与其他抗癫痫药合用,治疗癫痫大发作或小发作,控制癫痫持续状态时应静脉注射。治疗各种原因引起的惊厥:如子痫、破伤风、小儿高热惊厥等 2.长期应用可致耐受与依赖性,突然停药有戒断症状出现。宜从小剂量用起 3.注射宜缓慢,以防造成心血管与呼吸抑制。

续 表

药名及制剂规格	用法用量	备注
镇痛药		
吗啡 morphine 片剂:5mg/片,10mg/片 缓释片:30mg/片,60mg/片 注射剂:5mg/0.5ml,10mg/1ml	口服: 首次用药和无耐受性病例,常用量为5～15mg/次,15～60mg/d。极量为30mg/次,100mg/d 皮下注射: 常用量为5～15 mg/次,15～40mg/d。极量为20mg/次,60 mg/d 成人静脉注射: 镇痛的常用量为5～10mg/次,对于重度癌痛首次剂量范围可较大,3～6次/日	1.短期用于其他镇痛药无效的急性剧痛;晚期癌症患者的三阶梯止痛。用于血压正常的心肌梗死患者,有镇静和减轻心脏负荷的作用,缓解恐惧情绪。心源性哮喘时暂时缓解肺水肿症状 2.本药连续使用3～5日即产生耐受性,1周以上可致依赖性,仅用于疼痛原因明确的急性剧烈疼痛且短期使用或晚期癌性重度疼痛。晚期癌症患者重度疼痛,按WHO三阶梯止痛原则,口服给药、按时、按需、剂量个体化 3.本药过量可致急性中毒,成人中毒量为60mg,致死量为250mg,吗啡长期用药可导致耐受

续　表

药名及制剂规格	用法用量	备注
哌替啶 (杜冷丁) pethidine 注射剂: 50mg/1ml, 100mg/2ml	皮下注射: 镇痛的常用量25 ~ 100mg/次, 100 ~ 400mg/d; 极量150mg/次, 600mg/d, 两次用药间隔不宜少于4小时 肌内注射: 镇痛的剂量和用法同皮下注射 静脉注射: 镇痛每次不超过0.3 mg/kg 静脉滴注: 用于麻醉维持中总量为1.2 ~ 2mg/kg, 配成稀释液, 以1mg/min 的速度给药	1.用于各种急性重度疼痛, 如创伤、烧伤、烫伤、手术后疼痛及分娩止痛等; 心源性哮喘; 麻醉前给药; 内脏剧烈绞痛, 如胆绞痛、肾绞痛需与阿托品合用 2.与氯丙嗪、异丙嗪等合用用于人工冬眠
曲马朵 tramadol 胶囊剂:50mg/粒 针剂:50mg/1ml, 100mg/2ml 栓剂:100mg/粒 缓释剂:100mg/粒	静注、肌注、皮下注射、口服及肛门给药: 50 ~ 100mg bid 或 tid。24 小时剂量最多不超过400mg, 严重疼痛初次可给药100mg	1.广泛用于中度和严重急慢性疼痛和疼痛手术及外科手术、手术后止痛, 诊断措施或治疗引起的疼痛 2.用药后可能有多汗、恶心、呕吐、眩晕、口干、疲劳等 3.与酒精、镇静药或其他中枢神经系统作用药物合用会引起急性中毒

续 表

药名及制剂规格	用法用量	备注
解痉药(抗胆碱药)		
硫酸阿托品 atropine 注射剂：0.5mg/1ml，1mg/2ml，5mg/1ml	口服： 0.3～0.6mg tid，极量1次1mg，1日3mg。 皮下、肌内或静脉注射： 1次0.3～0.5mg，1日0.5～3mg，极量，1次2mg 抗心律失常，静脉注射0.5～1mg，按需可1～2小时1次，最大用量2mg 解毒，阿－斯综合征，静脉注射1～2mg，15～30分钟后再注射1mg，如无发作，按需每3～4小时皮下或肌内注射；用于有机磷中毒时，肌注或静注1～2mg，严重时可加大5～10倍，每10～20分钟重复，直到青紫消失，继续用药至病情稳定，然后用维持量	1.抗M-胆碱药，用于胃肠道功能紊乱，有解痉作用，对胆绞痛、肾绞痛效果不稳定；用于急性微循环障碍，治疗严重心动过缓，晕厥合并颈动脉窦反射亢进以及I度房室传导阻滞；作为解毒剂用于锑剂中毒引起的阿－斯综合征、有机磷中毒；用于麻醉前以抑制腺体分泌 2.常见不良反应：便秘、出汗减少、口鼻咽喉干燥、视物模糊、皮肤潮红、排尿困难(尤其是老年患者) 3.青光眼及前列腺肥大者禁用

续 表

药名及制剂规格	用法用量	备注
山莨菪碱 (654-2) anisodamine 注射剂:10mg/1ml	口服: 5～10mg/次或酌情用量 静注: 10～20mg/次 静滴: 30～40mg/d,用5%葡萄糖或生理盐水稀释	可使平滑肌明显松弛,解除血管痉挛,也可以有镇痛作用。用于感染中毒性休克、解救有机磷农药中毒、缓解平滑肌痉挛
利尿、脱水剂		
呋塞米 (速尿) furosemide 注射剂:20mg/2ml 片剂:20mg/片,40mg/片	肌注或静注: 每次20mg,隔日1次,必要时亦可1日1～2次。1日量视需要可增至120mg。静注必须缓慢,不宜与其他药物混合注射 口服: 开始40mg qd,根据需要可增至80～120mg。当每日剂量超过40mg时,可以每4小时1次分服。长期(7～10日)用药后利尿作用消失,故需长期应用者,宜采取间歇疗法:给药1～3日,停药2～4日	1.临床上用于治疗心脏、肾性水肿,肝硬化腹腔积液、降压等症。其利尿作用迅速、强大 2.由于水、电解质丢失明显等原因,故不宜常规使用。药物中毒时可用以加速毒物的排泄 3.长期大量用药时,应注意检查血中电解质浓度。顽固性水肿患者特别容易出现低钾症状,在同时使用洋地黄或排钾的皮质激素时,更应注意补充钾盐。大剂量静注过快时,可出现听力减退或暂时性耳聋

续　表

药名及制剂规格	用法用量	备注
甘露醇 mannitol 注射剂:10g/50ml,20g/100ml,50g/250ml	利尿:1～2g/kg,250ml 20%溶液静滴,调整剂量使尿量维持在每小时30～50ml 治疗脑水肿、颅内高压和青光眼:0.25～2g/kg,配制为15%～25%浓度于30～60分钟内静脉滴注 鉴别肾前性少尿和肾性少尿:0.2g/kg,20%浓度于3～5分钟内静脉滴注,如用药后2～3小时以后尿量仍低于30～50ml/h,最多再试用一次 预防急性肾小管坏死:先给予12.5～25g,10分钟内静脉滴注,若无特殊情况,再给50g,1小时内静脉滴注,若尿量能维持在每小时50ml以上,则可继续应用5%溶液静滴;若无效则立即停药 治疗药物、毒物中毒:50g以20%溶液静滴,调整剂量使尿量维持在每小时100～500ml	1.用于治疗脑水肿、降眼压、鉴别肾前性因素或急性肾功能衰竭引起的少尿、预防各种原因引起的急性肾小管坏死。可促进某些药物或毒物(如巴比妥类药物、锂、水杨酸盐和溴化物等)的排泄,并防止肾毒性 2.渗透性肾病,见于大剂量快速静脉滴注时。可能是甘露醇引起肾小管液渗透压上升过高,致肾小管上皮细胞损伤。临床上出现尿量减少,甚至急性肾功能衰竭。常见于老年肾血流量减少及低钠脱水者 3.禁用　已确诊为急性肾小管坏死的无尿患者,包括对试用甘露醇无反应者,因甘露醇积聚引起血容量增多,加重心脏负担;严重失水者;颅内活动性出血者,因扩容加重出血,但颅内手术时除外;急性肺水肿,或严重肺淤血

续　表

药名及制剂规格	用法用量	备注
抗凝血剂		
枸橼酸钠 sodium citrate	用法：输血时预防血凝，每100ml加入输血用枸橼酸钠注射液10ml	1.本品仅用于体外抗凝血 2.大量输血时，应注射适量钙剂，以防止血钙过低
肝素 heparin 注射剂：100U/2ml，5000U/2ml，12500U/2ml	深部皮下注射： 1次5000～10000U，以后每8小时8000～10000U或每12小时15000～20000U；每24小时总量约30000～40000U 静脉注射： 1次5000～10000U，每4～6小时1次，或按体重每4小时100U/kg，用氯化钠注射液吸收后应用 静脉滴注： 每日20000～40000U，加至氯化钠注射液1000ml中持续滴注。静脉滴注前应先静脉注射5000U作为初次剂量	1.于外科预防血栓形成以及妊娠者的抗凝治疗，用于治疗各种原因引起的弥散性血管内凝血、肾小球肾炎、肾病综合征、类风湿关节炎等 2.心脏手术和肾脏透析时维持血液体外循环畅通 3.特效解毒剂：鱼精蛋白
低分子肝素注射液0.4ml∶4100ml/支速碧林（低分子肝素钙）克赛（低分子肝素钠）0.4ml∶40mg/支	皮下注射 剂量依个人体而变	1.无需监测凝血时间 2.术前12～24h停药

（胡惠英）

附录一　常用女性内分泌激素参考值

项目		取样	参考值		换算系数（×）	
			SI 单位	旧制单位	SI→旧	旧→SI
促黄体生成素						
女性	卵泡期	P，S	2.0～15.0IU/L	2.0～15.0mIU/ml	1	1
	排卵期	P，S	22.0～105.0IU/L	22.0～105.0mIU/ml	1	1
	黄体期	P，S	0.6～19.0IU/L	0.6～19.0mIU/ml	1	1
	绝经后	P，S	16.0～64.0IU/L	16.0～64.0mIU/L	1	1
男性		P，S	2.0～12.0IU/L	2.0～12.0mIU/ml	1	1
促卵泡生成素						
女性	卵泡期	P，S	3.0～20.0IU/L	3.0～20.0mIU/ml	1	1
	排卵期	P，S	9.0～26.0IU/L	9.0～26.0mIU/ml	1	1

续 表

项目			取样	参考值		换算系数（×）	
				SI 单位	旧制单位	SI→旧	旧→SI
		黄体期	P，S	1.0～12.0IU/L	1.0～12.0mIU/ml	1	1
		绝经后	P，S	18.0～153.0IU/L	18.0～153.0mIU/ml	1	1
	男性		P，S	1.0～12.0IU/L	1.0～12.0mIU/ml	1	1
雌二醇							
	女性	卵泡期	P，S	<184～532pmol/L	<20～145pg/ml	0.272	3.67
		排卵期	P，S	411～1626pmol/L	112～443pg/ml	0.272	3.67
		黄体期	P，S	<184～885pmol/L	<20～241pg/ml	0.272	3.67
		绝经后	P，S	<217pmol/L	<59pg/ml	0.272	3.67
	男性		P，S	<184pmol/L	<20pg/ml	0.272	3.67

续 表

项目			取样	参考值		换算系数（×）	
				SI 单位	旧制单位	SI→旧	旧→SI
孕酮							
	女性	卵泡期	P，S	<0. 6nmol/L	<0. 2ng/ml	0. 314	3. 18
		中黄体期	P，S	9. 54 ~ 63. 6nmol/L	3 ~ 20ng/ml	0. 314	3. 18
	男性		P，S	<0. 60 ~ 4. 45nmol/L	<0. 2 ~ 1. 4ng/ml	0. 314	3. 18
泌乳素							
	女性		S	0 ~ 20μg/L	0 ~ 20ng/ml	1	1
			S	<1. 14 ~ 1. 36nmol/L			
	男性		S	0 ~ 15μg/L	0 ~ 15ng/ml	1	1
睾酮							

续 表

项目		取样	参考值		换算系数（×）	
			SI 单位	旧制单位	SI→旧	旧→SI
总睾酮	女性	S	0.21～2.98nmol/L	6～86ng/dl	28.8	0.035
	男性	S	9.36～37.10nmol/L	270～1070ng/dl	28.8	0.035
未结合睾酮	女性	S	6.9～107.5pmol/L	0.2～3.1pg/ml	0.035	28.8
	男性	S	416～1387pmol/L	12.0～40.0pg/ml	0.035	28.8
甲状腺素						
总 T_4		S	58～140nmol/L	4.5～10.9μg/dl	0.0777	12.8
游离 T_4		S	10.3～35.0pmol/L	0.8～2.7ng/dl	0.0777	12.8
三碘化甲腺氨酸						
总 T_3		S	0.92～2.78nmol/L	60～181ng/dl	65.2	0.0153

续 表

项目	取样	参考值		换算系数（×）	
		SI 单位	旧制单位	SI→旧	旧→SI
游离 T_3	S	2.2～6.78pmol/L	1.4～4.4pg/ml	0.636	1.57
促甲状腺激素	S	0.5～4.7μU/L	0.5～4.7μU/ml	1	1
促肾上腺皮质激素	P	1.3～16.7pmol/L	6.0～76.0pg/ml	4.60	0.217
醛固酮					
卧位，正常饮食	P，S	55～250pmol/L	2～9ng/dl	0.036	27.8
立位，正常饮食	P，S	是卧位、正常饮食水平的2～5倍		0.036	27.8
卧位，低盐饮食	P，S	是卧位、正常饮食水平的2～5倍		0.036	27.8
随机，低盐饮食	U	6.38～58.25nmol/24h	2.3～21.0μg/24h	0.36	27.8
雄（甾）烯二酮	S	1.75～8.73nmol/L	50～250ng/dl	28.8	0.035

续 表

项目		取样	参考值		换算系数（×）	
			SI 单位	旧制单位	SI→旧	旧→SI
脱氢表雄酮						
男性		S	6.24 ~ 41.6nmol/L	180 ~ 1250ng/dl	28.8	0.035
女性		S	4.5 ~ 34.0nmol/L	130 ~ 980ng/dl	28.8	0.035
硫酸脱氢表雄酮						
男性		S	100 ~ 6190μg/L	10 ~ 619μg/dl	0.1	10
女性	绝经前	S	120 ~ 5350μg/L	12 ~ 535μg/dl	0.1	10
	绝经后	S	300 ~ 2600μg/L	30 ~ 260μg/dl	0.1	10
皮质醇						
禁食(晨 8 点到中午)		S	138 ~ 690nmol/L	5 ~ 25μg/dl	0.0362	27.6

续 表

项目		取样	参考值		换算系数（×）	
			SI 单位	旧制单位	SI→旧	旧→SI
（中午到晚 8 点）		S	138 ~ 414nmol/L	5 ~ 15μg/dl	0. 0362	27. 6
晚 8 点到次日晨 8 天		S	0 ~ 276nmol/L	0 ~ 10μg/dl	0. 0362	27. 6
游离皮质醇		U	55 ~ 193nmol/24h	20 ~ 70μg/24h	0. 365	2. 75
去氧皮质酮		S	61 ~ 576nmol/L	2 ~ 19ng/dl	0. 0328	30. 5
雌酮						
女性	卵泡期	P，S	55 ~ 555pmol/L	1. 5 ~ 15. 0pg/ml	0. 027	37
	黄体期	P，S	55 ~ 740pmol/L	1. 5 ~ 20. 0pg/ml	0. 027	37
	绝经后	P，S	55 ~ 204pmol/L	1. 5 ~ 5. 5pg/ml	0. 027	37
男性		P，S	55 ~ 240pmol/L	1. 5 ~ 6. 5pg/ml	0. 027	37
生长激素（静息状态）		S	0. 5 ~ 17. 0μg/L	0. 5 ~ 17. 0ng/ml	1	1

注：P：血浆；S：血清；U：尿液。

附录二 常用肿瘤指标参考值

项目	取样	参考值		换算系数（×）	
		SI 单位	旧制单位	SI→旧	旧→SI
CA125	血清	0～35kU/L	0～35U/ml	1	1
CA19-9	血清	0～37kU/L	0～37U/ml	1	1
CA153	血清	0～30kU/L	0～30U/ml	1	1
癌胚抗原	血清	0～3.4μg/L	0～3.4ng/ml	1	1
乳酸脱氢酶	血清	1.7～3.2μkat/L	100～190U/L	0.017	58.8
甲胎蛋白	血清	<15μg/L	<15ng/ml	1	1
β-HCG	血清	<5IU/L	<5mIU/ml	1	1